Die
Röntgentherapie
in der Dermatologie.

Von

Dr. Frank Schultz,

Privatdozent, Oberarzt der Abteilung für Lichtbehandlung an der Kgl. Universitätspoliklinik für Hautkrankheiten zu Berlin.

Mit 130 Textfiguren.

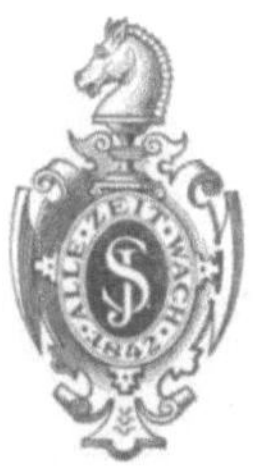

Berlin.

Verlag von Julius Springer.

1910.

ISBN 978-3-642-50609-3   ISBN 978-3-642-50919-3 (eBook)

DOI 10.1007/978-3-642-50919-3

Vorwort.

Überraschende Heilerfolge und schwere Schädigungen, das sind die beiden Extreme in der Wirkungsweise der Röntgenstrahlen. In allen geeigneten Fällen Heilung zu erzielen, die nicht geeigneten Fälle rechtzeitig von der Röntgenbehandlung auszuschließen, und in jedem Falle eine Schädigung mit Sicherheit zu vermeiden, das ist die Forderung, deren Erfüllung mit den Fortschritten in der Technik und in unserer Erkenntnis über die Wirkungsweise der Strahlen jetzt nahe gerückt ist.

Auf vielen Gebieten bringt die medizinische Literatur stets neue Erfolge der Röntgentherapie — die Chirurgie, Gynäkologie, Neurologie, innere Medizin und die Dermatologie wetteifern in der Ausnützung des neuen Heilmittels. Ein klarer Einblick und eigene Erfahrung des Einzelnen auf allen diesen Gebieten sind zur Zeit kaum mehr möglich. Eine genaue Kenntnis der einzelnen Krankheiten und ihres Verlaufes bei Anwendung aller übrigen Heilmethoden ist erforderlich, um beurteilen zu können, in welchen Fällen die Röntgentherapie einen Fortschritt bedeutet.

Die Haut ist dasjenige Organ, auf welches bei allen therapeutischen Bestrahlungen unter allen Umständen Rücksicht genommen werden muß und deshalb ist die Kenntnis von dem Verhalten der Haut gegen Röntgenstrahlen nicht nur für den Dermatologen, sondern auch für die übrigen Disziplinen von Wichtigkeit. So dürfte diese Arbeit, die für Dermatologen bestimmt ist, in ihrem allgemeinen therapeutischen Teil vielleicht einen weiteren Kreis interessieren.

Es ist selbstverständlich, daß ich mich auf alle mir zugängigen Arbeiten anderer Autoren gestützt habe; wenn trotzdem in dieser Arbeit alle Literaturangaben fehlen, so ist dies aus dem Grunde geschehen, weil der überaus vollständigen Literaturübersicht in Wetterers Handbuch kaum etwas neues hinzuzufügen ist.

Die vorliegende Arbeit bezweckt nicht, einen Überblick über unseren jetzigen Standpunkt in der Röntgentherapie der Hautkrankheiten zu geben, sondern sie soll zeigen, was in jedem einzelnen Fall, nach einer bestimmten, an großem Material erprobten Methode zu erreichen ist und wo die Grenzen für die Radiotherapie in der Dermatologie gezogen sind. Gerade die schwer zu behandelnden Fälle und der weitere Verlauf nach vorläufiger Heilung sind deshalb mehr hervorgehoben worden.

Um mein Material ordnen zu können, habe ich unter Verzicht auf Hypothesen die alltäglichen Einzelerfahrungen zusammengetragen und aus der Summe der Erfahrungstatsachen einzelne allgemeine Gesichtspunkte zu gewinnen gesucht.

Im speziellen Teil habe ich die Hautkrankheiten als bekannt vorausgesetzt und nur ihr Verhalten gegen die Röntgenstrahlen besprochen.

Das Zustandekommen dieser Arbeit verdanke ich Herrn Geheimrat Lesser, der mir das große Material des Lichtinstitutes der Kgl. Universitätspoliklinik für Hautkrankheiten zur Behandlung anvertraute, so daß ich über ein Material von 15—18000 Einzelbestrahlungen pro Jahr verfügte.

Berlin, im Mai 1910.

Frank Schultz.

Inhaltsverzeichnis.

Inhaltsverzeichnis.

Inhaltsverzeichnis. VII

Physikalischer Teil.

Auf die erste grundlegende Frage: was sind Röntgenstrahlen? ist die Antwort nicht klar zu geben, zurzeit läßt sich der Begriff nur sehr allgemein umschreiben: die Röntgenstrahlen sind eine Form des elektrischen Spannungsausgleiches von ganz bestimmter Eigenart, welche nur unter bestimmten Bedingungen entsteht. Spontan auftretend waren dieselben bisher nicht nachweisbar. Nur die in der Natur vorkommenden Strahlen des Radiums scheinen gewissen Röntgenstrahlen nahe verwandt.

Das eigentliche Wesen dieser Entladungsform der Röntgenstrahlen ist zurzeit noch strittig. Die Elektronentheorie sieht die Strahlen als aus elektrisch geladenen, materiellen Teilchen bestehend an, die mit einer bestimmten Geschwindigkeit von der Antikathode in das Röhrenvakuum geschleudert, die Röhrenwand durchdringen und in den umgebenden Raum eintreten können. Obwohl durch das Vorhandensein dieser materiellen Teilchen viele Eigenschaften und Begleiterscheinungen der Röntgenstrahlen erklärt werden können, und obwohl man sich diese Teilchen beliebig klein vorstellen kann, so bleibt die Elektronentheorie vorläufig eine Hypothese.

Auch die Auffassung, daß der Vorgang auf transversalen (E. Wiedemann) oder longitudinalen (Helmholtz) Ätherschwingungen beruhe, fördert unser Verständnis nicht wesentlich. Der Äther ist ein hypothetischer Begriff, und mit bestimmten Formen seiner Schwingungen verbinden sich keine exakten Vorstellungen.

Eine weitere Theorie — die der Voluminanzbewegung (Grisson) — stellt weniger hohe Anforderungen an unser Vorstellungsvermögen. Unter Voluminanzbewegung verstehen wir die Bewegung der Moleküle ohne Ortsveränderung, also ein Zusammenzucken und Wiederausdehnen der Moleküle um ihr eigenes Zentrum. Im stark luftverdünnten

Raum — wie wir ihn in der Röntgenröhre finden — müssen die einzelnen Gasmoleküle einen großen Raum einnehmen; wenn durch Zufuhr elektrischer Spannung eine Volumzunahme der großen Moleküle erreicht werden kann, und wenn diese Spannung an die Nachbarmoleküle unter der gleichen Bedingung der Voluminanzbewegung weitergegeben werden kann, so kann man sich wohl vorstellen, daß im maximal luftverdünnten Raum diese Molekularbewegung derartige Geschwindigkeit und Intensität erreichen kann, daß sie — einmal erregt — auch die kleiner volumigen Glaswandteile zum Mitschwingen bringt; diese können dann die Voluminanzbewegung weiter durch die umgebende Luft fortleiten.

Für die Therapie wollen wir den Wert dieser Anschauungen gegeneinander nicht abwägen, sondern ruhig zugeben, daß das Wesen der Röntgenstrahlen zurzeit noch nicht eindeutig erklärt ist, und wollen im folgenden nur das von den Physikern als feststehend Anerkannte erörtern. Hierzu gehört die Beantwortung der für den Therapeuten wichtigsten Fragen:

1. Wie entstehen Röntgenstrahlen?
2. Welche physikalischen Eigenschaften der Röntgenstrahlen kennen wir?

Zur Entstehung von Röntgenstrahlen sind erforderlich:

1. eine elektrische Stromquelle,
2. eine Vorrichtung, welche den ursprünglichen Strom umwandelt in einen Strom, der sich stoßweise in nur einer Richtung entlädt (Unterbrecher und deren Stellvertreter),
3. ein Induktorium, welches die erhaltenen gleichgerichteten Stromstöße in hochgespannte Stromstöße umwandelt,
4. eine Röntgenröhre.

Um die Entstehung der Röntgenstrahlen deutlich zu machen, möchte ich eines der gebräuchlichsten Instrumentarien in seinen wesentlichsten Teilen aufbauen.

Zunächst lassen wir den Strom einer Gleichstromquelle in einer Kupferdrahtspirale um ein Bündel weicher Eisenstäbe herum laufen, dadurch verwandelt man diese Eisenstäbe in einen Magneten — es entwickelt sich ein magnetisches Kraftfeld —; wenn der Strom aufhört zu fließen — unterbrochen wird —, so wird aus dem Magnet in kurzer, aber meßbarer Zeit wieder unmagnetisches Eisen — Abfall des magnetischen Kraftfeldes. Der Strom wirkt aber nicht nur auf den eingeschlossenen Eisenkern, sondern auch, wenn er eine Windung der Drahtspirale durchfließt, auf die nächstfolgende Windung, nur verwandelt er diese Windung nicht in einen Magneten, sondern in eine neue Stromquelle, und zwar fließt dieser neue Strom, solange der erste Strom fließt, diesem Strom entgegen; in dem Moment aber, in welchem der erste Strom aufhört zu fließen, entsteht ein diesem Strom gleichgerichteter Stromstoß in der nächsten Drahtwindung. Diese von Windung zu Windung in der gleichen Spirale hervorgerufenen Ströme heißen Extraströme; der Techniker nützt auch diese Ströme praktisch aus; nur deshalb werden sie hier erwähnt; für das Verständnis des ganzen Vorganges sind sie von untergeordneter Bedeutung.

Den bisher beschriebenen Teil des Instrumentariums mit dem Eisenkern nennt man die primäre Spule; den Strom, der sie durchfließt, den primären Strom. (Siehe Fig. 1.)

Nähert man nun der primären Spule eine zweite Spirale aus Kupferdraht, so entsteht in der zweiten Spirale, solange in der primären Spule der Strom fließt, auch ein elektrischer Strom und zwar beim Annähern der zweiten Spule ein Strom, der dem in der primären Spule entgegengesetzt ist; beim Entfernen der zweiten Spirale ein dem primären gleichgerichteter Strom. Dieselben Erscheinungen in der zweiten (sekundären) Spirale erhält man, wenn man, anstatt die Entfernung zwischen den beiden Spiralen zu ändern, bei gleichbleibender Entfernung den primären Strom stärker und schwächer werden läßt.

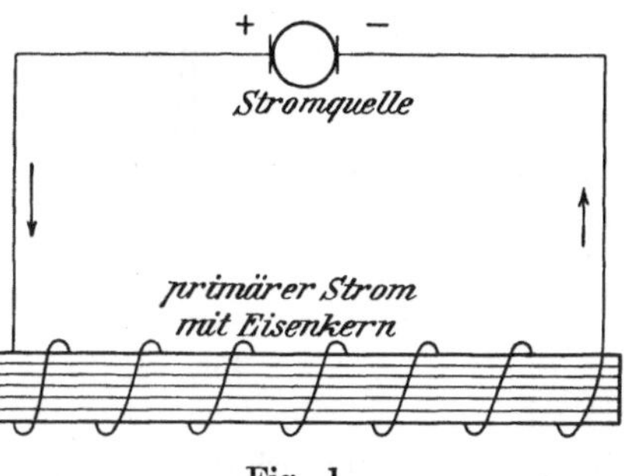

Fig. 1.

Das Stärkerwerden des primären Stroms ruft dieselben Erscheinungen hervor — also einen dem primären entgegengesetzt gerichteten Strom — wie vorher das Annähern der Spiralen; die Erscheinungen beim Schwächerwerden des Stromes entsprechen denjenigen beim Entfernen der Spule. Wird der primäre Strom also plötzlich möglichst schwach gemacht, d. h. hört er plötzlich ganz auf zu fließen, wird unterbrochen, so entsteht in diesem Moment in der sekundären Spule ein dem primären Strom gleichgerichteter Stromstoß.

Die Spannung dieser sekundären Stromstöße wächst, wenn die sekundäre Spule zahlreichere Windungen hat als die primäre Spirale und zwar im Verhältnis beider Windungszahlen. Zur Erzeugung von Röntgenstrahlen sind hochgespannte Stromstöße von möglichst nur einer Richtung erforderlich. Die

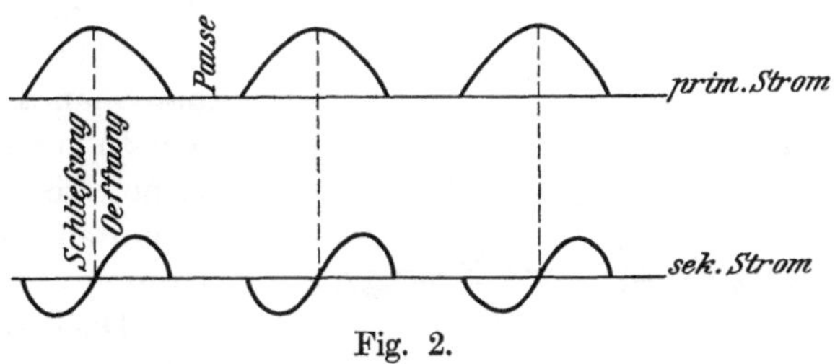

Fig. 2.

Technik löst diese Aufgabe, indem sie um eine grobe primäre Spirale mit Eisenkern eine möglichst windungsreiche sekundäre Spirale aus feinstem Kupferdraht legt (alle Teile natürlich gut voneinander isoliert) und dann durch die primäre Spule möglichst kurz abgerissene Stromstöße leitet. Das kurze Abreißen des primären Stromes erreicht man durch Einschalten sog. Unterbrecher in den primären Stromkreis.

Wenn man den primären Strom gleichmäßig öffnet und schließt, so muß man nach dem Gesagten in der sekundären Spule einen einfachen Wechselstrom erhalten, wie aus vorstehender Zeichnung (Fig. 2) ersichtlich ist (induzierte Öffnungs- und Schließungsströme).

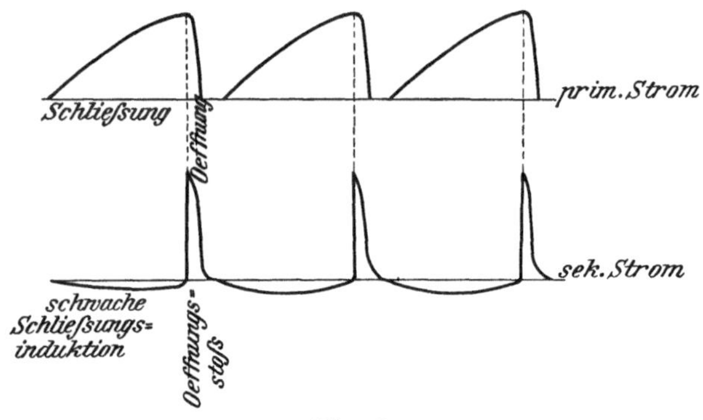

Fig. 3.

Schließt man aber den primären Strom allmählich und öffnet ihn plötzlich — unterbricht ihn —, so entsteht ein Mißverhältnis zwischen dem induzierten sekundären Schließungs- und Öffnungsstrom und zwar — wie wir wissen — in dem Sinne, daß dem allmählichen primären Schließungsstrom ein schwacher entgegengesetzter induzierter, sekundärer Schließungsstrom dem plötzlichen primären Öffnungsstrom ein starker gleichgerichteter sekundärer Öffnungsschlag entspricht. (Siehe Fig. 3.)

Die Unterbrecher dienen also dazu, den primären Strom in der Weise zu unterbrechen, daß der induzierte Öffnungsstrom den induzierten Schließungsstrom an Intensität so stark überwiegt, daß man den letzteren nicht beachten und praktisch mit einzelnen gleichgerichteten, hochgespannten Stromstößen rechnen kann.

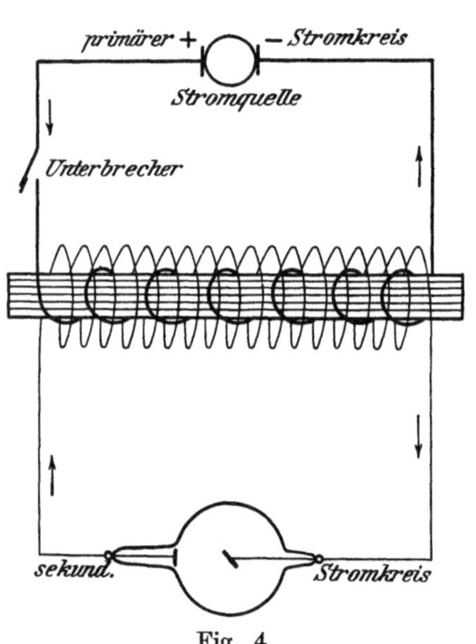

Fig. 4.

Die nebenstehende Zeichnung faßt kurz zusammen, wie nach dem bisher Gesagten der primäre und der sekundäre Strom zueinander angeordnet sind. (Siehe Fig. 4.)

Den sekundären Strom leiten wir nun in eine Glasröhre mit zwei eingeschmolzenen Elektroden; außerdem steht die Röhre durch einen kleinen Ansatz mit einer Luftpumpe in Verbindung. Saugt man nun das Gas aus der Röhre (evakuiert dieselbe), während der Funken von einer Elektrode (Pol) zur andern springt, so verwandelt sich der Funken bei fortschreitender Luftverdünnung zunächst in ein breites leuchtendes Band; dann in einen leuchtenden Nebel, der die ganze Röhre ausfüllt; dieser Nebel ist nicht homogen, sondern transversal geschichtet. Im weiteren Verlauf teilt sich der Nebel so, daß sich ein Teil um die Eintrittsstelle des Stromes — die Anode — als bläuliches Licht — Anodenlicht — sammelt, während der Rest des Lichtschimmers sich von der Austrittsstelle des Stromes — der Kathode — zurückzieht. Es entsteht zwischen der Kathode und dem zurückweichenden Licht der sogenannte „dunkle Raum". Wird nun die Luftverdünnung weiter getrieben, so entsteht in dem dunklen Raum ein kaum wahrnehmbares Strahlenbündel — die Kathodenstrahlen —. Diese Strahlen sind die Mutterstrahlen der Röntgenstrahlen, wo nämlich Kathodenstrahlen auf ein Hindernis treffen, erzeugen sie Röntgenstrahlen. (Siehe Fig. 5.)

Figur A und B nebenstehender schematischer Zeichnung von Donath stellen die Phase der Bandbildung und der Bildung des dunklen Raumes dar. In Figur C haben sich die Kathodenstrahlen gebildet, sind auf der gegenüberliegenden Glaswand aufgetroffen und haben hier die Röntgenstrahlen erzeugt. Figur D bringt eine Neuerung; man hatte feststellen können, daß die

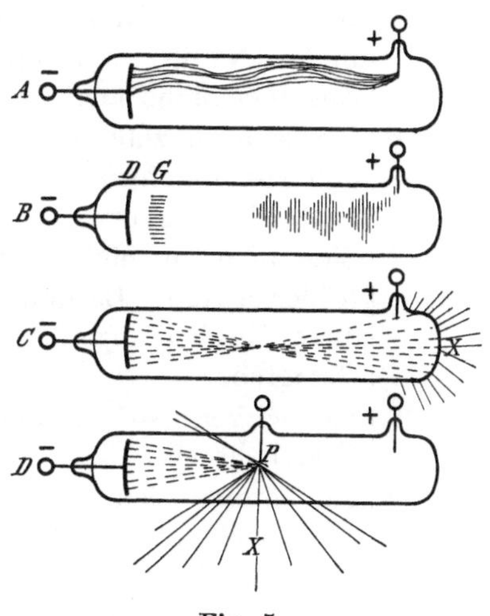

Fig. 5.

Kathodenstrahlen immer senkrecht zu ihrer Entstehungsfläche ausstrahlen; wenn man dieser Entstehungsfläche die Form eines Hohlspiegels gibt, müssen sich die Kathodenstrahlen in einem Punkte schneiden, denn es ließ sich auch feststellen, daß sich diese Strahlen im Vakuum gradlinig fortpflanzen. In diesen Schnittpunkt der Kathodenstrahlen (Focus) hat man nun ein Hindernis gebracht, welches widerstandsfähiger ist als die Glaswand der Röhre, man wählt als Aufschlagfläche für die Kathodenstrahlen — als Antikathode — ein Metall, Platin oder andere, und hat damit nicht nur größere Dauerhaftigkeit erzielt, sondern hat die Röntgenstrahlen aussendende Fläche in einen Punkt verwandelt; dies ist für die praktische Handhabung der Röhre von großer Bedeutung. Wenn wir noch hinzufügen, daß man der Glasröhre später die Form einer Kugel gegeben hat, um auf möglichst kleinem Raum einen möglichst großen

Kubikinhalt zu haben, so ist damit der Urtypus der Röntgenröhre, wie wir sie auch jetzt noch benützen, gegeben.

Die physikalischen Eigenschaften der so gewonnenen Röntgenstrahlen, welche die Grundlage für unser therapeutisches Handeln bilden, lassen sich kurz folgendermaßen charakterisieren:

1. Die Röntgenstrahlen sind unsichtbar.
2. Sie pflanzen sich gradlinig fort.
3. Sie sind nicht brechbar und nicht durch den Magneten ablenkbar — letzteres im Gegensatz zu den Kathodenstrahlen.
4. Sie durchdringen die Körper nach Maßgabe ihres spezifischen Gewichtes, unabhängig von deren Durchlässigkeit für gewöhnliches Licht, und nach Maßgabe des Härtegrades der Strahlen.
5. Sie erzeugen Fluoreszenz in verschiedenen Stoffen (Barium-Platin-Cyanür, wolframsaures Calcium und andere; in geringerem Maße auch in manchen Glasarten).
6. Sie zersetzen zahlreiche chemische Verbindungen (z. B. spalten Jod aus Jodoformlösung; Kalomel aus Sublimat-Ammonium-oxalat-Lösung usw.).
7. Sie rufen in einigen Salzen Farbenveränderungen hervor (Chlornatrium, Barium-Cyanür usw.); zum Teil decken sich diese Erscheinungen sowie die folgende mit dem unter 6 Gesagten.
8. Sie wirken auf photographische Silbersalzemulsionen wie Tageslicht ein.
9. Sie können sich beim Auftreffen auf geeignete Medien in neue (sekundäre) Röntgenstrahlen umsetzen; dabei spielt die stoffliche Eigentümlichkeit des getroffenen Mediums eine Rolle für die Quantität und Qualität der entstehenden Sekundärstrahlen.
10. Bei ihrem Durchtritt durch Luft machen sie dieselbe für Elektrizität leitend (ionisierende Wirkung).

Instrumentarium und Abhängigkeit der Strahlung von den einzelnen Teilen desselben.

In diesem Teil soll dasjenige besprochen werden, was für die Wahl eines Instrumentariums wissenswert ist, und auf diejenigen Teile des Instrumentariums näher eingegangen werden, an welchen beim Betriebe Änderungen vorgenommen werden können und müssen, um die jedesmal gewünschte Strahlung zu erhalten.

Die Technik hat für alle Arten der Stromquellen passende Bedingungen geschaffen, nur sind oft verschiedene Möglichkeiten gleichzeitig gegeben, dann ist die Kenntnis der verschiedenen Vorrichtungen nötig, um das Passende mit möglichst geringen Kosten auswählen zu können.

Die Influenzmaschine mit Motorantrieb hat wohl nur noch historisches Interesse; denn der Betrieb ist unsicherer als mit allen übrigen Methoden; — nur soll erwähnt werden, daß auch diese Stromquelle ausgereicht hat, um in Frankreich und in der Schweiz Mikrosporie-epidemien zu beseitigen; damals wurde dieser Betriebsart sogar eine große Sicherheit und Gleichmäßigkeit nachgerühmt. —

Die Nachteile des Tauchbatteriebetriebes sind bekannt; es soll nur erwähnt werden, daß man einen Induktor von 30 cm Funkenlänge mit 3 Chromsäurebatterien zu je 4 großen Elementen betreiben kann.

Wenn keine Zentrale zum Anschluß vorhanden ist, ist bei etwas ausgedehnterem Betriebe stets die Frage zu erörtern, ob sich die Einrichtung einer eignen kleinen Zentrale lohnt? Es sind derartige speziell für medizinische Zwecke konstruierte Zentralen für 11—1900 M. im Handel.

Am günstigsten liegen die Verhältnisse dort, wo der Anschluß an eine Gleichstromzentrale von 62—220 Volt möglich ist. Diese Stromquelle paßt für die weitaus größte Anzahl von Instrumentarien; außer der großen Auswahl ist hierbei auch noch der Vorteil geringerer Kosten bei der Anschaffung und im Betriebe gegeben. Bei diesen großen Vorteilen ist es nur natürlich, daß man dort, wo eine Wechsel- oder Drehstromzentrale zur Verfügung steht, zunächst der Frage näher tritt, diese Quelle in eine Gleichstromquelle umzuwandeln. Die Möglichkeiten hierzu sind mannigfach. Für große Institute mit Verwendungsmöglichkeit des Gleichstroms auch noch für andere Zwecke (z. B. Finsenbetrieb) kommt in erster Linie ein Wechsel-(Dreh-)strom-Gleichstrom Umformer in Betracht.

Demselben Zwecke dienen auch die elektrolytischen Ventilzellen und die Gleichrichterzellen, letztere — gute Systeme vorausgesetzt — haben sich auch für Dauerbetrieb für alle üblichen Ströme bewährt. Das Prinzip dieser Ventil-Zellen besteht darin, daß sie dem Strom nur nach einer Richtung hin den Durchtritt gestatten, also jedesmal den entgegengesetzten Stromimpuls des Wechselstroms in der Zelle zurückhalten. Der Elektrolyt — eine Salzlösung — der Zelle verbraucht sich langsam und ist, sobald die Zelle erschöpft ist, einfach und schnell zu erneuern.

Des weiteren hat man die Möglichkeit mit der Wechsel-(Dreh-) Stromquelle eine Akkumulatorenbatterie aufzuladen und dann aus dieser Gleichstrom zu entnehmen; doch vergesse man nicht in Rechnung zu ziehen, daß man durch diese Betriebsform in Abhängigkeit von der Ladestation gerät oder aber zur Einrichtung einer eigenen Ladevorrichtung gezwungen wird. Für den Betrieb eines 30—40 cm Induktors sind 10 Zellen bei 20 Volt mit 40 Ampèrestunden Kapazität erforderlich.

Neben der Möglichkeit, den Wechselstrom umzuformen, kann man aber auch den Wechselstrom bei eigens hierfür gebauten Instrumentarien direkt ausnützen. Von diesen Instrumenten muß später noch eingehend die Rede sein, da auch sie unsern Anforderungen vollständig genügen. —

Der Unterbrecher ist ein sehr wichtiger Bestandteil, den der Therapeut unbedingt kennen muß. Der Unterbrecher bedingt die Form des sekundären Öffnungsstromstoßes; die Form dieser Stromwelle muß in gewissen Grenzen dem Gasgehalt und den sonstigen Eigentümlichkeiten der Röhre angepaßt werden können, wir beschäftigen uns daher von vornherein nur mit solchen Unterbrechern, welche zu diesem Zweck eine Veränderung des Verhältnisses der Stromschlußdauer zur Stromöffnungsdauer erlauben.

An dieser Stelle muß ich auf die verschiedenen Arten der Röntgenstrahlen näher eingehen. Man nennt die Strahlen hart, mittelhart, mittelweich und weich. Diese Bezeichnungen sind gewählt, weil die verschiedenen Strahlenarten von demselben Gegenstand, wenn er aus Bestandteilen von verschiedenem spezifischen Gewicht zusammengesetzt ist, auf einer photographischen Platte oder auf einem Leuchtschirme Bilder von größerem oder geringerem Kontrastreichtum liefert; Zeichnungen mit scharfen Kontrasten pflegen wir hart, die kontrastarmen weich zu nennen. Diese Bezeichnungen sind nicht nur völlig subjektiv — sondern direkt unbrauchbar; denn dieselbe Strahlenart, welche von Aluminium und Blei in gleicher Schichtdicke ein äußerst kontrastreiches Bild liefert, kann von einer Kochsalzlösung vom spez. Gewicht 1,01 und von einer solchen von 1,05 ein sehr kontrastarmes, weiches Bild geben. Nach unsern jetzigen Kenntnissen widerspricht nichts der Auffassung, daß die verschiedenen Strahlungsqualitäten durch verschiedene Strahlungsgeschwindigkeiten hervorgerufen sind. Die Geschwindigkeitsdifferenzen zu messen, sind wir zurzeit nicht in der Lage, jedoch gibt es Meßinstrumente, an welchen zahlenmäßig Vergleichswerte abgelesen werden können. Diese Werte sind zwar auch keine absoluten, aber immerhin wesentlich exakter als die Ausdrücke hart und weich. Im folgenden sollen daher die Ausdrücke schnellere und langsamere Strahlung gebraucht werden, und wo es sich um exaktere Angaben handelt, der Zahlenwert nach einem der gebräuchlichsten Meßinstrumente angegeben werden.

Die schnellere Strahlung entsteht vorwiegend in gasarmen, die langsamere in gasreichen Röhren. Aber der Gasgehalt pro Kubikzentimeter ist nicht die einzig ausschlaggebende Bedingung für die Qualität der Strahlung, bei gleichbleibendem Gasgehalt der Röhren kann z. B. bei beweglich angeordneter Kathode die Strahlungsgeschwindigkeit dadurch erhöht werden, daß man die Kathode in den Röhrenhals zurückzieht, und zwar ist ein Maximum in dieser Richtung dann erreicht, wenn der Kathodenhals der Röhre den ganzen sog. dunklen

Raum umschließt. Eine Erklärung, die voll befriedigt, steht für diese Tatsache noch aus. Ebenso kann man bei gleichbleibendem Gasgehalt die Strahlungsqualität dadurch ändern, daß man irgendwo im sekundären Stromkreis einen Widerstand einschaltet, die Strahlungsqualität ändert sich dann ebenso, als ob der größere Widerstand im Innern der Röhre durch geringeren Gasgehalt gegeben wäre.

Die Strahlen, welche eine Röntgenröhre aussendet, sind untereinander nicht gleichartig, es handelt sich bis jetzt immer um die Produktion eines Strahlengemisches — wie beim Lichte —. Die Verschiedenartigkeit der Strahlen in derselben Röhre ist dadurch bedingt, daß der sekundäre Strom in seinen verschiedenen Phasen verschieden geartet ist. Die einzelnen Phasen des sekundären Stromstoßes lassen sich sichtbar machen; schließt man nämlich in den Sekundärstrom an Stelle der Röntgenröhre eine Glimmlichtröhre mit zwei feinen, langen Elektroden, welche sich bis auf etwa einen Millimeter einander nähern, so sehen wir sich die Kathode dieser Glimmlichtröhre bei jedem Öffnungsstromstoß mit einem blau-leuchtenden Glimmlichtmantel überziehen, während die Anode nur an der Spitze einen kleinen roten leuchtenden Punkt aufweist. (Vergl. schematische Zeichnung Fig. 6.)

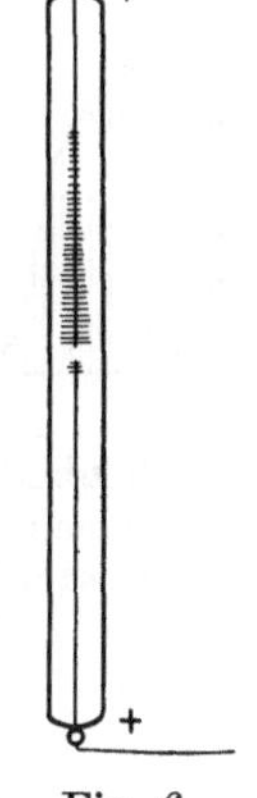

Es leuchtet nun nicht die Kathode während des ganzen Stromstoßes in toto gleichmäßig auf, sondern entsprechend dem plötzlichen Durchbruch des Stromstoßes entwickelt sich der Lichtschein zunächst über einen größeren Teil der Elektrode, um sich dann nach dem Mittelpunkt der Röhre hin beim Schwächerwerden des Stromstoßes zurückzuziehen. Bringt man nun vor dieses Glimmlichtrohr einen rotierenden Spiegel, der sich synchron mit den Stromstößen dreht, so daß derselbe Punkt der Lichtzuckungskurve immer auf denselben Punkt einer der Spiegelwände fällt, so erhält man ein flächenhaft ausgebreitetes Bild von der Form des sekundären Stromstoßes.

Fig. 6.

Diese Flächenbilder des Sekundärstoßes sind sehr schwierig und nur mit Hilfe komplizierter Instrumente darzustellen, und die Kenntnis derselben ist für den Praktiker nur deshalb eventuell von Wert, weil die Fabrikanten neuerdings ihren Instrumenten solche Flächenbilder als Empfehlung mitgeben. Daß tatsächlich ein Zusammenhang zwischen Form der Kurve und Strahlungsart besteht, davon kann sich jeder ohne komplizierte Instrumentarien leicht überzeugen. Schaltet man nämlich die oben beschriebene Glimmlichtröhre vor eine Röntgenröhre, so zeigt das Glimmlichtrohr über der Kathode einen blauen Mantel von beispielsweise 3 cm Länge, und der Härtegrad der Strahlung beträgt 5 Wehnelt (Wehnelt ist eine Maßbezeichnung für eine bestimmte Strahlungsgeschwindigkeit, siehe Seite 20); läßt man nun alles unverändert und schaltet in den Sekundärstrom einen Widerstand z. B. ein Funkenventil, so wird der blaue Lichtmantel um 0,5 cm verlängert, während die Geschwindigkeit der Strahlung von 5 auf 6½ Wehnelt gestiegen ist. Unser Auge nimmt nun allerdings ohne rotierenden Spiegel die Zuckungsschwankungen in der Glimmlichtröhre nicht deutlich wahr, sondern sieht die Summe aller Spitzen der Kurven als obere Grenze einer leuchtenden Strecke; aber schon bei dieser beschränkten Wahrnehmungsfähigkeit ist — wie gesagt — eine deutliche Differenz bei verschiedenen Strahlungsarten wahrnehmbar. — Es scheint mir nun der Schluß berechtigt, daß, wenn das flächenhaft ausgezogene Bild während der ganzen Dauer des einzelnen Stromstoßes in jedem Zeitpunkt gleiche Höhe zeigen würde, daß dann dieses natürlich rechteckig aussehende Flächenbild die gleichartigste Strahlung — d. h. Strahlung nur eines Geschwindigkeitsgrades — widerspiegeln würde. Solche Kurvenform existiert zurzeit noch nicht, jedoch gibt es mehr oder minder große Annäherung. Ob aber eine solche Strahlung nur eines Geschwindigkeitsgrades die beste Form für einen konstanten Dauerbetrieb, ob es wünschenswert ist, statt des Strahlengemisches eine einheitliche Strahlung vor sich zu haben, darüber sind die Untersuchungen nicht abgeschlossen und, bevor diese Fragen entschieden sind, ist es jedenfalls verfrüht, irgend eine Sekundärkurvenform als „Idealform" zu bezeichnen. (Vergl. Fig. 7 a und 7 b.)

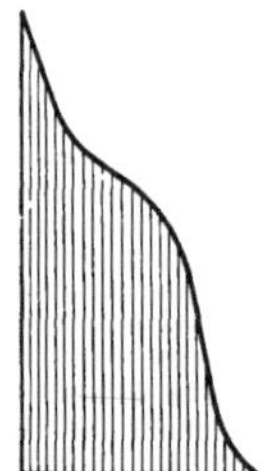

Fig. 7 a.
Flächenbild
eines schnelleren
Stromstoßes, geeignet für härtere
Röhren.

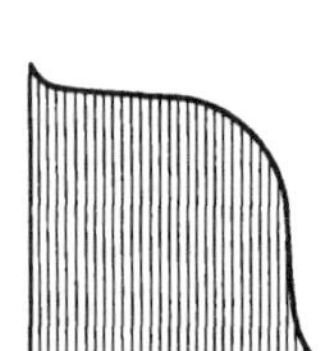

Fig. 7 b.
Flächenbild eines
langsameren Stromstoßes (geringe
Durchbruchspitze)
geeignet für weichere
Röhren.

Aus obigem Beispiel ist klar ersichtlich, daß die Eigenart der Röhre, speziell der Gasgehalt derselben, nicht allein maßgebend für die Art der Strahlung ist, sondern daß letztere auch von der Eigenart des sekundären Stromstoßes abhängt, denn ohne Änderung des Gasgehaltes lediglich durch Vorschaltung eines Widerstandes in Gestalt eines Funkenventils haben wir eine Änderung der Strahlungsgeschwindigkeit herbeigeführt. Dieselbe Veränderung kann man auch durch ein höheres Evakuieren der Röhre erreichen. In beiden Fällen ändert sich gleichzeitig die Form des sekundären Stromstoßes. Die Erfahrung lehrt nun, daß eine Röhre am längsten dieselbe Strahlenart (ein gleichartiges Strahlengemisch) liefert — konstant bleibt —, wenn die Form des sekundären Stromstoßes dem Gasgehalt der Röhre angepaßt wird. Um dieser Forderung nachkommen zu können, ist es erforderlich, die Form des sekundären Stromstoßes variieren zu können. Dies geschieht durch Veränderung des Verhältnisses der Stromschlußdauer zur Öffnungsdauer, und zwar verlangen gasreiche Röhren eine geringere Stromschlußdauer, während gasärmere bei länger dauernder Stromschlußdauer besser funktionieren. Auf diese Veränderlichkeit der Stromschlußdauer ist also beim Einkauf von Unterbrechern Gewicht zu legen. Des weiteren ist bei Quecksilber-Unterbrechern darauf zu achten, daß das Hg möglichst wenig verschlammt; denn dies ist der Faktor, welcher die häufigsten Störungen im Betrieb herbeiführt und eine recht unangenehme Reinigungsarbeit bedingt. Hier sei es mir erlaubt, nicht alle die unzähligen Hg-Unterbrecher anzuführen, die im Laufe der Jahre entstanden sind, sondern nur einige Typen herauszugreifen, welche den weitgehendsten Anforderungen genügen, und welche ich selbst längere Zeit hindurch geprüft habe; damit soll nicht gesagt sein, daß andere Systeme nicht ebenso gut sein können. Der Rotax (Sanitas), der Rekord (Reiniger, Gebbert und Schall) und der neue Hg-Unterbrecher von Louis und H. Loewenstein ermöglichen einen Dauerbetrieb unter möglichster Schonung der Röhren — bei uns halten sich mitunter Röhren bei täglich 5 stündiger Belastung bis zu 3½ Monaten konstant.

Über das Prinzip dieser und anderer Hg-Unterbrecher unterrichten jeden Interessenten ausführliche Prospekte der betreffenden Firmen. Man wähle stets einen Unterbrecher, bei welchem die Veränderung der Stromschlußdauer auf einer Skala zahlenmäßig zu konstatieren ist; wenn mehrere Röhren in Betrieb genommen werden, ist dann der für eine Röhre einmal erprobte günstigste Stromschluß immer wieder leicht herzustellen.

Die interessanten Vorgänge im elektrolytischen Wehnelt - Unterbrecher muß ich als bekannt voraussetzen, uns soll hier nur interessieren, wieweit sich derselbe zur Therapie eignet. Die Stromschlußdauer wird bei diesem Instrument durch Verlängern und Verkürzen eines Platinstiftes variiert, an dem Platinstift setzt sich ein Gasbläschen an, welches durch sein Vorhandensein und durch sein Platzen den Strom öffnet und schließt. Das Platzen des Bläschens soll nun abhängig sein von der primären Öffnungsspannung — der Öffnungsselbstinduktion. Jedenfalls steht fest, daß ein guter Betrieb nur dann gewährleistet ist, wenn bei Änderung der Stiftlänge gleichzeitig die Länge der Primärspule geändert wird. Dies ist möglich mit Hilfe der sog. Walterschaltung; die Handhabung erfordert ziemlich große Übung, welche sich ja erwerben ließe, jedoch scheint auch bei großer Gewandtheit — nach der Erfahrung anderer Kollegen — nicht leicht eine Konstanz im Dauerbetrieb weicher Röhren erreichbar zu sein; trotz seiner anerkannten Vorzüge für Durchleuchtung und Photographie würde ich dem Radiotherapeuten, der auch durchleuchten muß und schon im Besitz eines Wehnelt - Unterbrechers ist, vorschlagen, für die Therapie noch einen Hg.-Unterbrecher anzuschaffen. Der wechselnde Anschluß beider Unterbrecher ist technisch sehr leicht zu ermöglichen, die Anschaffung lohnt sich durch Sicherheit im Betrieb und durch Röhrenersparnis.

Die Unterbrecher sind aber kein unbedingtes Erfordernis für die Erzeugung hochgespannter Stromstöße gleicher Richtung; die Technik hat noch andere Wege gefunden, um dieser Forderung zu genügen. Es existieren unterbrecherlose Apparate. Sie teilen sich im allgemeinen in zwei Gruppen: erstens solche, welche Wechselstrom in der Weise umgestalten, daß die verkehrt gerichtete Wechselstromphase in Ventilzellen abgeschnitten — abgedrosselt — wird. Diese eignen sich zum direkten Anschluß an Wechselstromzentralen; nach meiner persönlichen Erfahrung haben sich von dieser Gruppe die Apparate von Koch und Sterzel bewährt, ohne damit Fabrikaten anderer Firmen, die ich nicht geprüft habe, ein gutes Funktionieren absprechen zu wollen. Das sog. Idealinstrumentarium von Reiniger formt sich den Gleichstrom in hochgespannten Wechselstrom um und richtet die verkehrt gerichtete Phase dieses hochgespannten Wechselstroms auf; das Instrumentarium ist noch zu jung, um beurteilen zu lassen, ob es auch für die Therapie nutzbar gestaltet werden kann, bisher ist es auf Intensivleistungen zugeschnitten, welche in der Therapie noch keine Anwendung finden (denn bisher wissen wir noch nichts über Momentheilungen — obwohl solche theoretisch nicht ausgeschlossen sind, kennen wir doch schon Momentverbrennungen).

Die zweite Gruppe — die unterbrecherlosen Instrumente für Gleichstrom — wird durch das Grissonator - Instrumentarium vertreten, welches den Gleichstrom der Stromquelle direkt in Hochspannungsgleichstrom umwandelt, dadurch, daß der Niederspannungsstrom durch die Primärspule geleitet wird und Kondensatoren auflädt. Sobald die Kondensatoren auf Netzspannung aufgeladen sind, hört der Stromfluß natürlich auf. In dieser stromlosen Pause sollen nun die Pole der Kondensatoren durch einen Motorumschalter gewechselt werden, nun besteht zwischen Stromquelle und Kondensator wieder ein Spannungsunterschied, und es erfolgt ein neuer Stromstoß durch den Induktor — Konsonator — bis zur Aufladung der Kondensatoren auf Netzspannung usw.; der Primärstrom passiert auch noch fein abstufbare Widerstände, so daß durch schnelles oder langsames Aufladen der Kondensatoren die Form des primären und damit auch des sekundären Stromstoßes variabel ist.

Über das Induktorium ist nicht viel zu sagen, seine Anschaffung ist Vertrauenssache, da es auf Verwendung fehlerfreien Materials, gewissenhafte Isolation und Wickelung, schließlich auf exaktes Abstimmen auf das übrige Instrumentarium ankommt; alle diese Faktoren entziehen sich der Beurteilung des Käufers. Vielleicht ist noch zu erwähnen, daß es sich bei den sog. induktorlosen Apparaten im Grund nur um eine Façon de parler handelt, denn eine Umformung in hochgespannten Strom ist erforderlich, und bei allen Instrumenten findet sich eine Vorrichtung, welche eine primäre und eine sekundäre Spule enthält, also dem gewöhnlichen Induktorium sehr verwandt ist, wesentlich verschieden ist nur die Benennung.

Die Bedeutung der Funkenlänge eines Induktoriums scheint mir etwas überschätzt zu werden — es kommt doch nur auf die Sekundärstromstärke bei genügender Spannung an, und diese ist keineswegs danach zu beurteilen, wie weit die Polklemmen der Sekundärspule an einem Induktor von einander entfernt angebracht sind. Von zu kleinen Induktoren möchte ich dagegen auch für die Therapie abraten, da die Unterdrückung des Schließungslichtes bei kleinen Induktoren schwieriger sein soll als bei größeren. Auch ist ein Durchschlagenwerden der Isolierung bei starker Belastung bei kleineren Induktoren eher zu fürchten als bei größeren, und Reparaturen am Induktor sind nicht nur stets kostspielig, sondern oft unmöglich.

Die Röntgenröhre hat sich zu einem komplizierten Gebilde ausgestaltet. Der Gasgehalt derselben pro Kubikzentimeter — der Stoff, die Menge, die Form, die Stellung, die Umhüllung der Metallteile im Innern der Röhre — alles dieses ist von Bedeutung für das Zustandekommen derjenigen Energietransformationen, welche wir Röntgenstrahlen nennen. Eine Idealröhre wäre diejenige, welche die gesamte, in die Röhre geschickte Energie ohne Verlust in Röntgenstrahlen transformieren könnte — und zwar in Strahlen der jedesmal gewünschten Qualität. Dieses Ideal ist wohl nie zu verwirklichen; neben den Röntgenstrahlen entstehen stets Wärmestrahlen und die mannigfachsten anderen elektrischen Ausgleichsformen. Die Röhrenbestandteile selbst bleiben während des Betriebes nicht unbeeinflußt: die Glaswand der Röhre erleidet Veränderungen, welche durch Verfärbung des Glases sogar sichtbar werden. Die Menge des freien Gases in der Röhre, von welcher ja zum großen Teil die Strahlungsgeschwindigkeit abhängt, erleidet durch den Betrieb Schwankungen — ob durch Adhärenz der Gasteile an der Glaswand, ob durch Okklusion derselben durch die Metallteile, ob durch chemische Bindung oder Abspaltung zwischen Gas und Metall, ob durch Verbrauch des Gases selbst durch Elektrolyse oder andere Vorgänge, oder ob durch Kombination dieser oder anderer Möglichkeiten — das ist zurzeit noch nicht eindeutig festgestellt. Für den Therapeuten wichtig ist aber die empirische Tatsache, daß zu stark belastete Röhren, solange sie noch nicht viel gebraucht, schnell gasreicher, unterbelastete dagegen gasärmer werden, daß es aber für jede gute Röhre eine Belastung gibt, bei welcher sie längere Zeit konstant bleibt. Unter Belastung versteht man die Menge primären Stromes, die man dem Instrumentarium zuführt. Wie diese Belastung für jede Röhre herausgesucht wird, soll bei der Dosierung besprochen werden.

Die bei der Entstehung der Röntgenstrahlen ungewollt auftretenden hauptsächlichen Nebenerscheinungen — Wärme und Änderung des freien Gasgehaltes — haben an der Röhre Vorrichtungen zur Regulierung des Gasgehaltes nötig gemacht. Von den Reguliervorrichtungen soll in dem Abschnitt „Dosierung" (Seite 28) das Nähere besprochen werden. So ist die Röhrenkonstruktion zu einer eigenen

Technik geworden, gestützt auf ein theoretisches und empirisches Material von einem solchen Umfange, daß man diese Frage nicht mehr bei einer Besprechung der Therapie erschöpfen kann. Zwei Forderungen muß jedoch jeder Therapeut in der Röhrenkenntnis erfüllen:

1. er muß wissen und dem Konstrukteur angeben können, was er von einer Therapieröhre fordert, und
2. muß er in der Lage sein, selbst zu kontrollieren, wieweit seine Forderungen erfüllt werden.

Eine Therapieröhre muß

1. Strahlung der verlangten Art — einen bestimmten Härtegrad nach Wehnelt oder sonst einem exakten Meßinstrument gemessen — liefern;
2. muß die Strahlung genügend reichlich sein;
3. muß dieser Härtegrad in gleicher Intensität ohne Zuhilfenahme der Reguliervorrichtung längere Zeit hindurch unverändert bleiben.

Die Röhre, welche diese drei Forderungen am längsten erfüllt, ist für die Therapie am geeignetsten, d. h. die Röhre muß bei bestimmter Strahlungsqualität und der erforderlichen Intensität konstant und dauerhaft sein.

Von den Röhrentypen haben sich mir besonders bewährt: Die kleine Therapieröhre von Burger mit Osmoregulierung, die Zentraltherapieröhre von Burger, die Monopolröhre Nr. 2 von Reiniger und die neue Therapieröhre von Müller.

Ich lasse die Abbildungen auf der nächsten Seite folgen (Fig. 8).

Die Frage nach der Intensität und Konstanz der Röhre führt uns zur Besprechung einiger Hilfsinstrumente: schaltet man in den Sekundärstromkreis ein Milliampèremeter, so zeigt uns dieses an — vorausgesetzt, daß der Strom nur in einer Richtung fließt —, mit welcher Intensität (= Stärke) der Strom durch eine ebenfalls angeschlossene Röhre fließt. Zeigt also das Milliampèremeter, ohne daß sonst am Instrumentarium etwas geändert wird, stets den gleichen Zahlenwert, so durchfließt eine gleiche Strommenge die Röhre. Wieviel von dieser Intensität in Wärme, wieviel in Röntgenstrahlen, wieviel in andere Energieformen umgesetzt ist, darüber sagt der angezeigte Milliampèremeterwert nichts; das muß bei den gelegentlich der Besprechung der Röntgenröhre erwähnten vielfältigen Beeinflussungsmöglichkeiten natürlich bei jedem Röhrentyp verschieden sein. Ja die Praxis hat gezeigt, daß es unmöglich ist, von demselben Typ zwei ganz gleiche Röhren herzustellen. Das Milliampèremeter gibt also nichts über die Menge der entstandenen Röntgenstrahlen an; das Konstantbleiben dieses Meßinstrumentes beweist nur, daß dieselbe Stromintensität die Röhre durchfließt. Es gibt 2 Typen des Milliampèremeter, das gewöhnliche Drehspulinstrument und das elektromagnetische Milliampère-

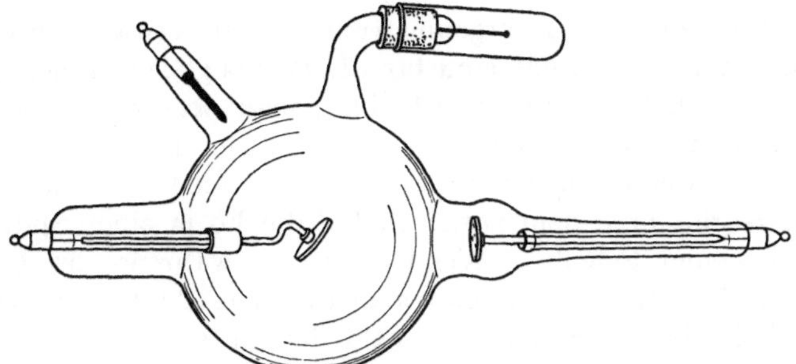

Fig. 8a. Burger--Therapieröhre.

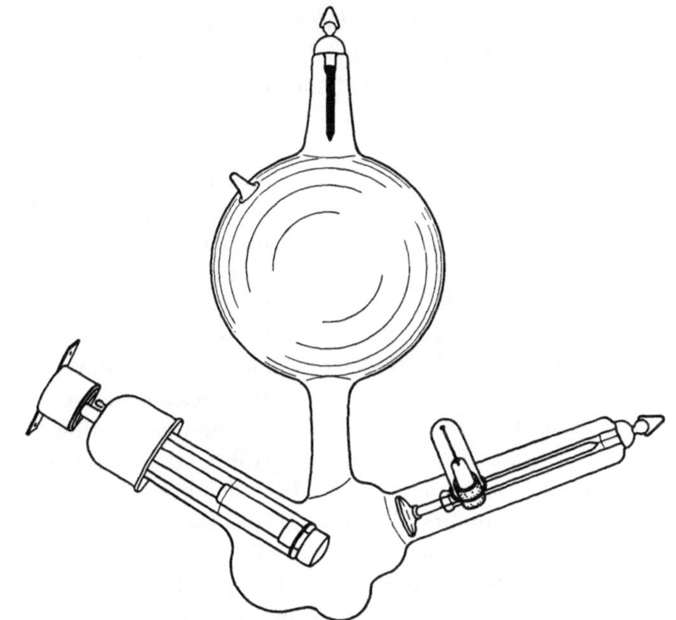

Fig. 8b. Burger-Zentraltherapieröhre.

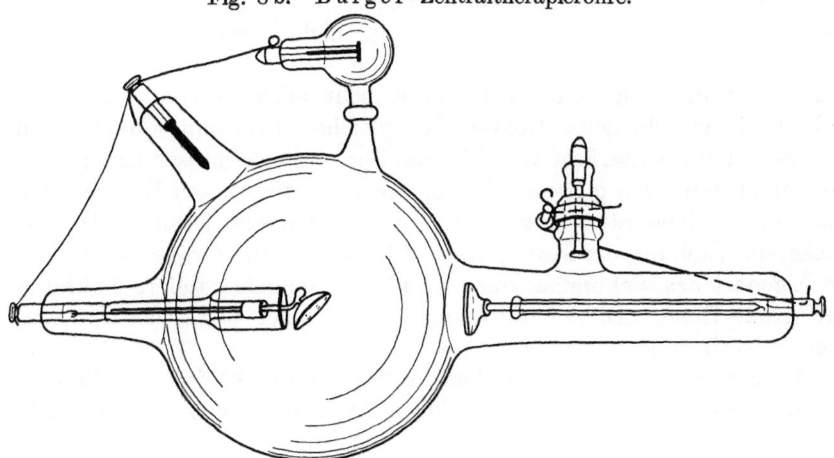

Fig. 8c. Reiniger-Monopolröhre Nr. 2.

meter. Letzteres zeigt am Röntgeninstrumentarium etwa den dreifachen Wert des ersteren an. Beide sind für die Praxis gleich brauchbar.

Ein zweites Hilfsinstrument ist eine genau ebenso wie die Röhre in den Sekundärstrom — also parallel — geschaltete Funkenstrecke mit beweglichen Polen, welche man einander nähern kann. In der Praxis gibt man dem positiven Pol die Form einer Spitze, dem negativen die einer Scheibe. Wenn man nun während des Betriebes die Pole einander nähert, so kommt man zu einem Punkte, bei welchem der Strom bald die Röhre passiert, bald die Luftstrecke zwischen den Polen durchschlägt; d. h. wo der Strom annähernd gleich leicht die Röhre und diese Luftstrecke als Weg nehmen kann. Mißt man nun, wieweit die Pole in diesem Augenblick voneinander entfernt waren, so hat man in Zentimetern ausgedrückt die Länge einer Luftstrecke, welche dem Strom den gleichen Widerstand bietet wie die betreffende Röntgenröhre. Man hat also in der parallelen Funkenstrecke ein Vergleichsmaß, an dessen Zu- oder Abnahme man (wenn sonst am Instrumentarium nichts geändert wird) ersehen kann, ob die betreffende Röhre dem Strom kleineren oder größeren Widerstand bietet. Von dem Widerstand, den dieselbe Röhre der gleichen Strommenge am gleichen Instrumentarium bei gleicher Belastung bietet, ist nun die Strahlungsqualität — der Härtegrad — der Röhre zum größten Teil abhängig, so daß man für die Praxis sagen kann: die Länge der überbrückten Luftstrecke der parallelen Funkenstrecke ändert sich — ceteris paribus — mit dem jeweiligen Grad der Strahlungsgeschwindigkeit der betreffenden Röhre. Die Zentimeterzahl der überbrückten Luftstrecke sagt dagegen nichts aus über den Grad der Strahlungsgeschwindigkeit der Röhre — die Qualität der Strahlung —. Man kann sich experimentell sehr leicht davon überzeugen, daß zwei verschiedene Röhren bei gleicher Strahlungsqualität am gleichen Instrumentarium verschiedene Funkenlänge messen lassen, und daß andererseits bei gleicher Funkenstrecke unter diesen Bedingungen sehr verschiedene Strahlungsqualität vorhanden sein kann. — Hierbei spielen die Stellung der Kathode im Röhrenhals, die Größe der Röhre, die Eigenart des Sekundärstroms und noch manche andere Faktoren eine große Rolle. Die gebräuchlichste Form einer parallelen Funkenstrecke ist in Fig. 9 gegeben.

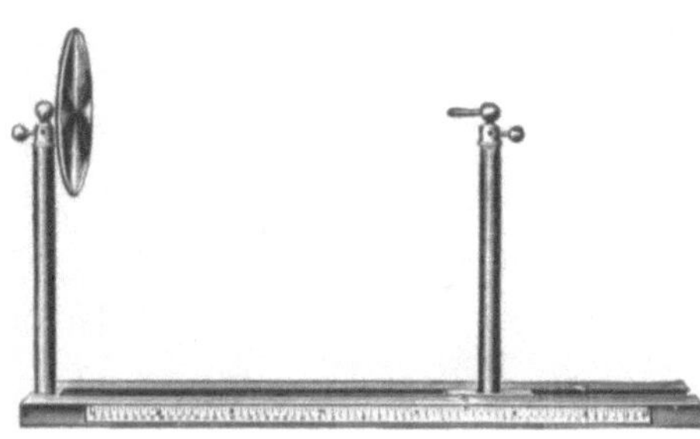

Fig. 9.

Resümieren wir also, welchen Aufschluß die beiden angeführten Meßinstrumente uns über die Funktion der Röhren geben, so ist festzustellen: bei gleichbleibender primärer Belastung derselben Röhre am gleichen Instrumentarium unter auch sonst sich gleichbleibenden Bedingungen — z. B. Stromschlußdauer und Zahl der Unterbrechungen, sowie Widerstandsgröße einer eventuellen Drosselvorrichtung — läßt sich aus Beobachtung der parallelen Funkenstrecke ein Schluß nur dahin ziehen, ob der Widerstand dieser Röhre — ihre Strahlungsqualität — konstant bleibt, ob sie sich ändert, und in welchem Sinne sie sich eventuell ändert, d. h. ob sie schnellere oder langsamere Strahlung aussendet. Das Milliamperemeter zeigt an, welche Stromintensität die Röhre durchfließt und gibt damit für die betreffende Röhre unter den oben angegebenen Bedingungen auch ein Maß für das Gleichbleiben oder Ändern der Röntgenstrahlenmenge dieser Röhre für eine bestimmte Strahlungsqualität. —

Wenn man beide Meßinstrumente unter sonst gleichbleibenden Bedingungen gleichzeitig beobachtet, so sieht man, daß zwischen beiden Größenwerten eine Wechselbeziehung besteht; bei wachsender Funkenstrecke nimmt die Milliamperezahl ab und umgekehrt. Dies ist eine notwendige Folge des Ohmschen Gesetzes, nach welchem die Intensität „i" gleich der elektromotorischen Kraft „e" dividiert durch Widerstand „w" ist, also i = e : w. Für uns ist die primäre Belastung = e, der Widerstand, den die Röhre und andere Faktoren dem sekundären Strom bieten, = w, die Intensität des sekundären Stromes schließlich = i. „i" wird durch das Milliamperemeter, „w" durch die parallele Funkenstrecke — das Spintherometer ($\dot{o}$ $\sigma\pi\iota\nu\vartheta\acute{\eta}\varrho$ = Funke) — gemessen, während „e" bei unserer Versuchsanordnung gleichbleibt; hiernach ist die Wechselbeziehung zwischen „i" und „w" ohne weiteres klar.

Bei den Unterbrecherinstrumentarien haben wir gesehen, daß neben dem sekundären Öffnungsstrom notwendigerweise ein Schließungsstrom vorhanden sein muß; aber auch bei den unterbrecherlosen Instrumentarien ist eine analoge Erscheinung unvermeidlich, denn der primäre Stromstoß ist in praxi nicht gleich Null geworden, wenn der nächste Stromstoß einsetzt. Der Satz, daß der falsch gerichtete Strom im Verhältnis zum Nutzstrom so schwach ist, daß man ihn praktisch als nicht vorhanden betrachten kann, gilt nur für Röhren von einem bestimmten Härtegrad, welche diesen falsch gerichteten schwachen Strömen einen derartigen Widerstand entgegensetzen, daß sie im Sekundärstromkreis nicht fließen können. Haben wir aber ganz weiche Röhren im Betrieb — von 6 Wehnelt und weniger —, so machen sich die sog. Schließungsströme bemerkbar, indem sie zeitweise die Kathode zur Anode machen und dadurch unregelmäßige Fluoreszenzringe — Schließungslicht — in der sonst dunklen Röhrenhälfte hervorrufen; durch diese Schließungsströme wird — und das ist das Wesentliche — die Lebensdauer und die Konstanz der Röhre beeinträchtigt. Da also in bestimmten Fällen die Röhren den Schließungsströmen nicht genügend Widerstand bieten, so muß man in den Sekundärstromkreis einen andern Widerstand in Form eines schlechten Leiters, z. B. Schiefer, oder am besten in Form einer in ihrer Länge regulierbaren Luftstrecke einschalten. Eine solche Drosselluftstrecke kann man nach Bedürfnis verlängern oder verkürzen; durch sie finden bei gasreichen Röhren die Schließungsströme denjenigen Widerstand, welchen ihnen die gasärmeren Röhren ohne weiteres bieten; für gewöhnlich wird die Drosselluftstrecke so in den Sekundärkreis eingeschaltet, daß der Strom von der Spitze zur Platte fließt, schaltet man die Drosselluftstrecke umgekehrt, so bietet sie dem Strom einen noch größeren Widerstand, was in Ausnahmefällen einmal erwünscht sein kann. Denselben Zweck wie die Drosselluftstrecke erfüllen auch sog. Ventilröhren; diese sind evakuierte Röhren, welche dank ihrer Konstruktion dem Strom den Durchtritt in der einen Richtung leicht gestatten, nach der andern jedoch bedeutend erschweren. (Vergl. Fig. 10a und 10b.)

Man muß sich darüber klar sein, daß die Drosselung die verkehrten Impulse nicht unterdrücken kann ohne gleichzeitig andere Veränderungen hervorzurufen; durch Einschalten des Luftwiderstandes wird der frühere Widerstand „w" um eine bestimmte Größe „g" vermehrt, die Gleichung $i = e : w$ also geändert in $i = e : (w + g)$, d. h. nach dem oben Gesagten ist die Intensität geringer geworden; mißt man nun bei dieser verminderten Intensität die Strahlungsgeschwindigkeit, so ergibt sich, daß bei Vergrößerung des Wertes „w" die Strahlungsgeschwindigkeit ebenfalls größer geworden ist. Man kann also die Drosselluftstrecke, und dasselbe gilt auch von der Ventilröhre —, denn auch sie stellt einen Widerstand dar — auch dazu benützen, den Härtegrad der Röhre zu regulieren. Aus diesem Grunde soll eine Drosselvorrichtung leicht veränderlich sein, was bei der Luftstrecke der Fall ist, während die Regulierung des Vakuum der Ventilröhre, durch das die Größe ihres Widerstandes reguliert wird, umständlicher ist.

Bei der Bedeutung, welche die Strahlungsqualität — wie wir sehen werden — für die Therapie hat, darf man sich nicht mit allgemeinen Angaben wie schnellere und langsamere Strahlung begnügen, sondern muß zahlenmäßige Angaben über die Strahlungsqualität machen können. Diejenigen Meßinstrumente — Härtemesser genannt —, welche

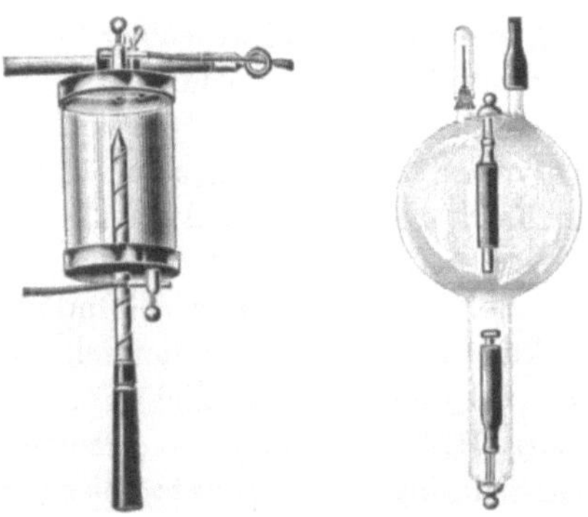

Fig. 10a.
Drosselluftstrecke.

Fig. 10b.
(Der in den Hals zurückgezogene Kathodenteller ist stets mit der Kathode der Röntgenröhre zu verbinden.)

keine Zahlenwerte ersehen lassen, sollen daher kurz abgetan werden;
diese Instrumente basieren darauf, daß die Röntgenstrahlen die Körper
nach Maßgabe ihres spezifischen Gewichtes, aber mit dem Härtegrad
der Strahlung steigend durchdringen, so daß bei schnellerer Strahlung
die Schattenbilder desselben Körpers auf einem Fluoreszenzschirm
matt, bei langsamer Strahlung dunkler erscheinen, und daß bei Körpern
verschiedener spezifischer Dichte die Schattenkontraste bei verschiedenem Härtegrad verschieden stark ausgeprägt sind. Hierher gehört
die Skeletthand, welche in eine Masse eingebettet ist, die den Weichteilen der menschlichen Hand in ihrer spezifischen Dichte möglichst
nahe steht. (Siehe Fig. 11.) Das Kryptoskiameter von H. E. Schmidt
verzichtet auch noch auf den Vergleichswert mit den Weichteilschatten

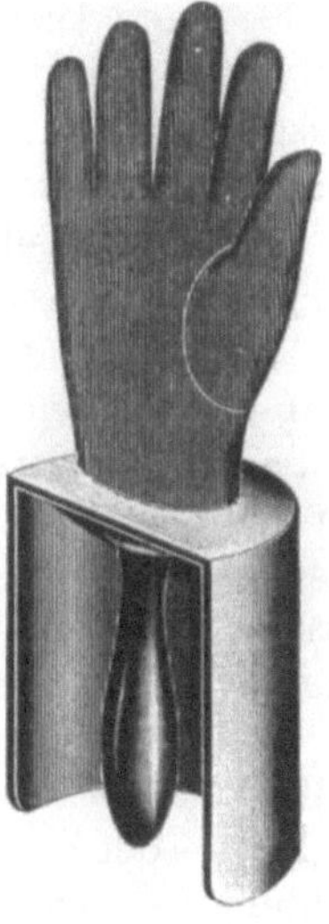

Fig. 11.

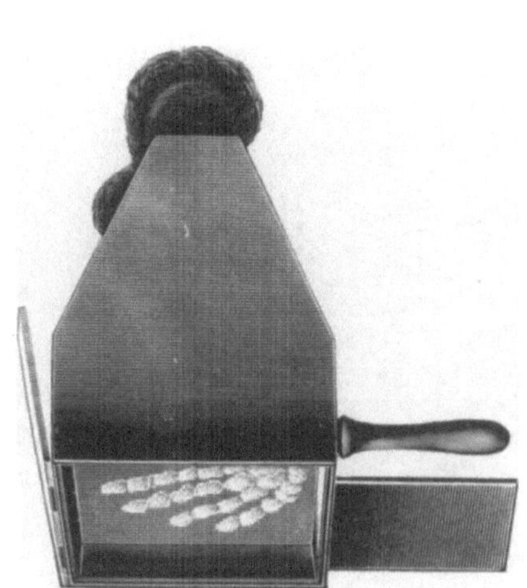

Fig. 12.

und läßt den Härtegrad lediglich nach der Schattennuance der Knochen
auf dem Schirm abschätzen. (Vergl. Fig. 12.) Diese Apparate gestatten kein hinreichend exaktes Arbeiten.

Andere Instrumente bestehen aus einer Anzahl von Feldern, welche
alle aus demselben Stoff, aber in zunehmender Schichtdicke hergestellt
sind. Da nun die schnellere Strahlung größere Schichtdicken desselben
Stoffes zu durchdringen vermag als die langsamere, erscheinen auf dem
Leuchtschirm bei jeder Strahlungsqualität entsprechend viele Felder.
Wenn man von der subjektiv verschiedenen Empfindlichkeit des Auges
für Fluoreszenzlicht absieht, sind diese Instrumente schon brauch-
barer, man kann wenigstens die Zahl der einem sichtbar gewordenen
Felder angeben. Hierher gehört die Härteskala nach Walter, mit 8
in geometrischer Progression an Dicke zunehmenden Platinfeldern;

ferner der kleine Meßapparat von Beez, welcher 5 Buchstaben erscheinen
läßt und an jedem Kryptoskop anzubringen ist; zu einer annähernden
Schätzung des Härtegrades mag dieses einfache und billige Instrument-
chen empfohlen sein, z. B. um einen schnellen Eindruck beim Einkauf
einer Röhre zu erhalten, ob die Strahlungsqualität annähernd die gewünschte ist.

Die exakten Meßinstrumente beruhen auf der Eigentümlichkeit
des Silbers in bestimmter Schichtdicke — nämlich 0,11 mm — für härtere
und weichere Strahlen fast gleichmäßig durchlässig zu sein, während
andere Metalle, z. B. Aluminium, die Strahlen eines bestimmten Härtegrades nur in einer bestimmten Schichtdicke penetrieren lassen. Hat
man also vor einem Fluoreszenzschirm ein Silberplättchen von 0,11 mm

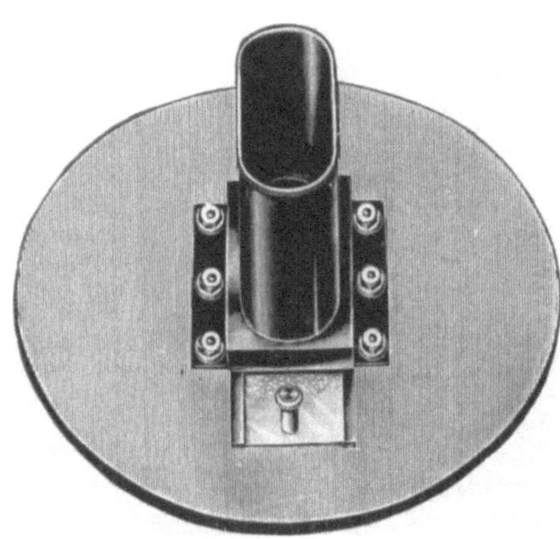

Fig. 13.
Härteskala nach Prof. Dr. Walter.

Dicke und Aluminiumstücke von verschiedener Dicke, so wird bei einer bestimmten Strahlungsqualität nur eines der Aluminiumstücke die gleiche Fluoreszenzhelligkeit entstehen lassen wie das Silberplättchen, welches ja, wie gesagt, eine fast konstante Vergleichsgröße für alle Strahlenarten gibt. Mißt man nun die Dicke des betreffenden Aluminiumstückes, so hat man durch seine Dicke, in mm ausgedrückt, ein Maß für die Penetrationsfähigkeit — die Geschwindigkeit — der betreffenden Strahlung — gewöhnlich als Härtegrad bezeichnet —.

Auf diesem Prinzip beruht das Radio-Chromometer nach Benoist
und das Kryptoradiometer nach Wehnelt; dieses sind bis jetzt die beiden
objektivsten und exaktesten Härtemesser. (Vergl. Fig. 14, 14a u. 15.)

Da bei den Literaturangaben zurzeit noch die Härtegrade nach
den verschiedensten Meßinstrumenten angegeben werden, soll hier eine
Vergleichstabelle für die verschiedenen Werte nach Walter angegeben
werden:

Benoist-Walter:	1	2	3	4	$4^{1/2}$	5	$5^{1/2}$	6
Wehnelt:		1,8	3,3	4,9	6,5	7,3	8,0	8,8	9,6
Benoist:		2	$2^{1/2}$	3,0	4,0	5	6	7	8
Walter:			2—3	3—4	4—5	5—6	6	6—7	7	7—8.

Natürlich ist wichtig, zu wissen, ob eine Strahlungsgeschwindigkeit sich — wie behauptet wird — beim Durchtritt durch ein Medium
ändern kann. Wenn man die Strahlungsgeschwindigkeit einer Röhre

gemessen hat und bringt nun zwischen die Röhre und das Meßinstrument ein Stück Muskel, so zeigt nun das Meßinstrument einen schnelleren Strahlungsgrad an wie vorher.

Man hat daraus den Schluß gezogen, daß die Röntgenstrahlung im Muskelgewebe eine Beschleunigung erfahre. Dieser Schluß ist von vornherein nicht wahrscheinlich; denn eine Beschleunigung einer Strahlung beim Durchtritt aus der Luft in ein dichteres Medium wäre etwas Ungewöhnliches, während das Entgegengesetzte eine Abnahme der Geschwindigkeit das Wahrscheinlichere ist. In der Tat glaube ich nachweisen zu können, daß diese Strahlungsbeschleunigung auf einer optischen Täuschung beruht; wenn nämlich das passierte Medium die Ursache der

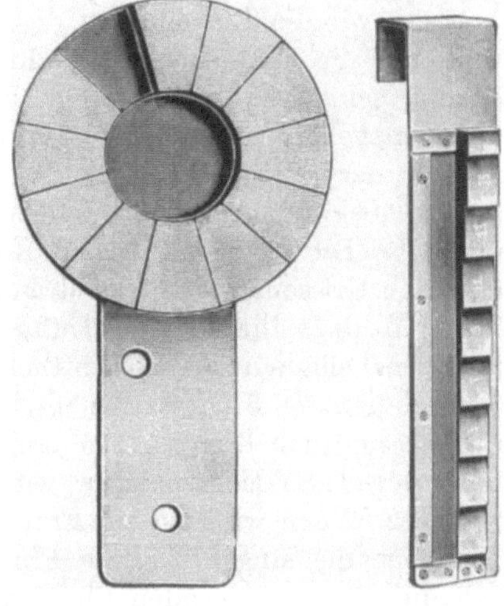

Fig. 14.   Fig. 14 a.
Radiochromometer nach Benoist.

scheinbaren Beschleunigung wäre, so müßte dasselbe Medium derselben Strahlenart immer dieselbe Beschleunigung erteilen. Dies ist nicht der Fall; nimmt man als passiertes Medium z. B. eine gesättigte Kochsalzlösung und läßt auf dieses Medium in gleichbleibender Schichtdicke Strahlen von 9 Wehnelt auftreffen, so werden diese Strahlen bei einer Schicht von 2 cm am Rotax-Instrumentarium in Strahlen von 12 Wehnelt umgewandelt, am Grissonator in solche von 12,5 Wehnelt. Macht man denselben Versuch nun

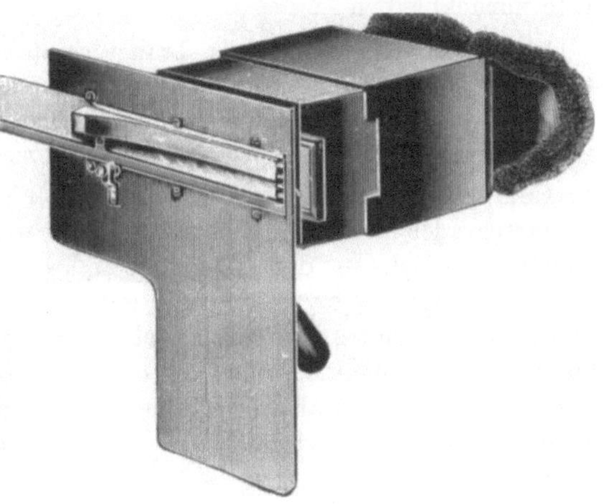

Fig. 15.
Kryptoradiometer nach Prof. Dr. Wehnelt.

mit der Modifikation, daß man die Kochsalzlösungsschicht 5 cm dick nimmt, so erfolgt diesmal am Rotax eine Umformung in 13 Wehnelt, während am Grissonator auch diesmal 12,5 Wehnelt abzulesen ist.

Benutze ich als Filter an Stelle der Kochsalzlösung 4 Glasscheiben, so findet am Rotax eine Transformierung von 9 in 12,5 Wehnelt, am Grissonator dagegen von 9 in 10,5 Wehnelt statt.

Wenn wir die Einzelheiten dieses Experimentes näher betrachten, scheint mir die Erklärung nicht allzu schwierig. Erstens fiel mir auf, daß die schnellere Strahlungsgeschwindigkeit stets in schwächerer Fluoreszenzhelligkeit erschien als die ursprüngliche, es war also eine Abnahme der Strahlungsintensität zu konstatieren; zweitens wies die Form der Sekundärkurve an den beiden verglichenen Instrumentarien wesentliche Differenzen auf, der Rotax zeigte einen steileren Durchbruch, der Grissonator eine niedrigere Durchbruchspitze. Unser Auge nimmt nun die während jedes Induktionsschlages am längsten dauernde Fluoreszenzhelligkeit als Gesamthelligkeit auf, während die ungleich kürzer dauernde Fluoreszenzhelligkeit der Durchbruchspitzen nicht als Sinneseindruck haftet. Der langsamere Teil des Strahlengemisches eines jeden Induktionsschlages wird nun leichter absorbiert als der schnellere. Wenn wir also ein Filter so wählen, daß die Strahlenqualität, welche die längstdauernde Fluoreszenzhelligkeit auslöst und dadurch die kürzer dauernden Fluoreszenzerscheinungen verdeckt, völlig absorbiert wird, so kann die früher verdeckte Fluoreszenz der Durchbruchspitze nun sichtbar werden. Diese Fluoreszenz muß schwächer sein als die frühere, denn sonst hätte sie nicht verdeckt werden können. Sie muß bei zwei verschiedenen Instrumentarien natürlich auch verschieden sein, wenn nach Abfiltrierung der Hauptstrahlung nicht gleiche Reste zurückbleiben.

Was man also bisher als Transformation der Strahlen auffaßte, ist ebenso gut und ungezwungener als eine einfache Filtrationserscheinung zu deuten. Man darf also für die Therapie nicht darauf rechnen, daß die Strahlung im menschlichen Gewebe schneller wird.

Eine weitere Stütze für die Ansicht, daß es sich bei den Ablesungen des Härtegrades im angeführten Experiment um eine optische Täuschung handelt, sehe ich in den beigefügten Tabellen Grissons. Die mit dem Auge eingestellten Härtegrade entsprechen nicht den auf der photographischen Platte aufgezeichneten Härtegraden. Die photographische Platte zeichnet nämlich objektiv den mittleren Wert aller Einzelstrahlen des Strahlengemisches, während das Auge durch Helligkeitsdifferenzen gehindert wird, diesen Mittelwert wahrzunehmen. (Vergl. Fig. 16a, b, c.)

Diesem Reichtum an Meßinstrumenten für die Qualität der Strahlen gegenüber steht ein Mangel an einem direkten Meßgerät für die Menge — die Intensität — Quantität — der aus einer Röhre austretenden Strahlung; nur die Helligkeit des Fluoreszenzlichtes auf dem Bariumplatincyanürschirm in einer bestimmten Entfernung ermöglicht eine direkte Schätzung der Strahlenmenge; natürlich ist dies Verfahren mangels eines Vergleichwertes äußerst mangelhaft — völlig dem subjektiven Empfinden überlassen.

Da die Abschätzung des Helligkeitsgrades eines Fluoreszenzlichtes sehr schwierig ist, habe ich versucht, mir einen Vergleichswert zu schaffen; ich suchte einen bei jeder Intensität der Strahlung stark und einen nur bei großer Intensität deutlich fluoreszierenden Stoff zu finden; bei einer solchen Versuchsanordnung werden nur von einer bestimmten Intensität an aufwärts beide Stoffe annähernd gleich stark fluoreszieren. Am brauchbarsten für mein Auge erwiesen sich das Bariumplatincyanür (als leicht fluoreszierend) und das wolframsaure Calicum (als schwerer fluoreszierend). Beide Stoffe wurden auf der Innenseite des Bodens eines etwa 30 cm langen Papprohres angebracht; wenn sie bei Annäherung des Papprohres an die Röntgenröhre gleich hellgrün und blau erschienen, sandte die Röhre reichlich Strahlen aus, es wurde die Volldose nach Sabouraud-Noiré stets in

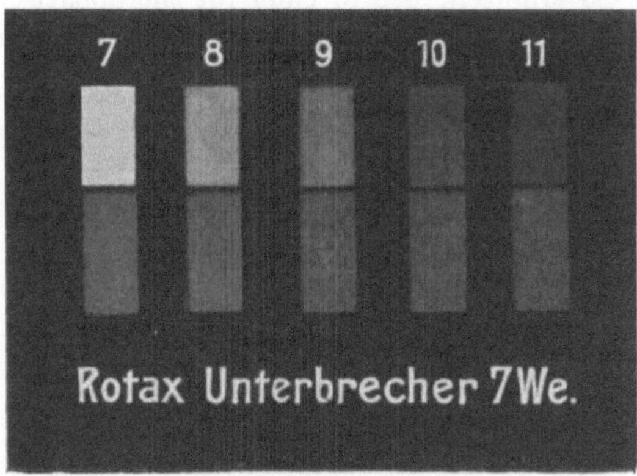

Fig. 16 a.

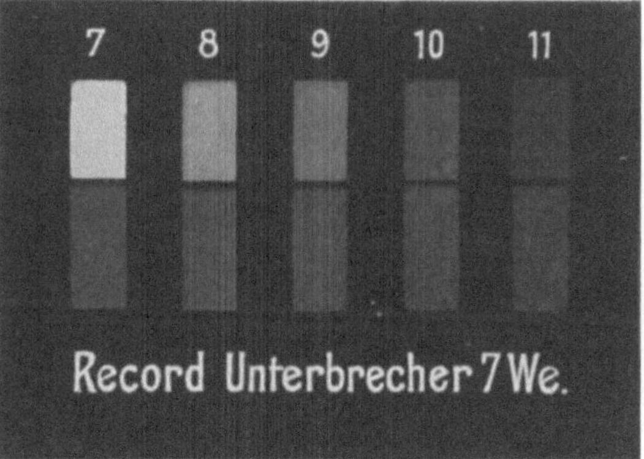

Fig. 16 b.

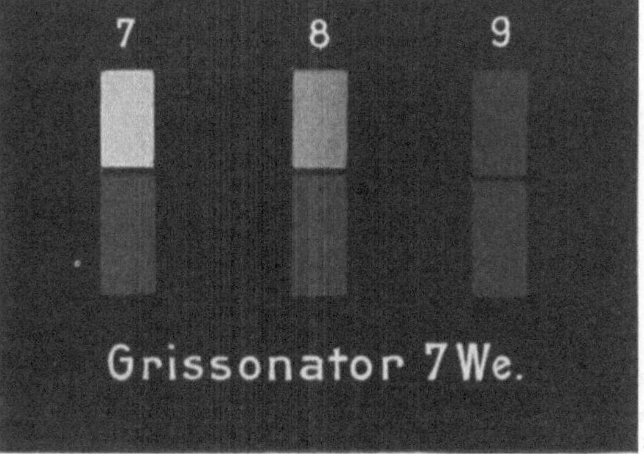

Fig. 16 c.

15—25 Minuten, also in einer für therapeutische Zwecke gut nutzbaren
Zeit erreicht (über diese Meßmethode s. weiter unten).— Die Selbstanfer-
tigung dieses Instrumentchens ist einfach und nahezu kostenlos: als

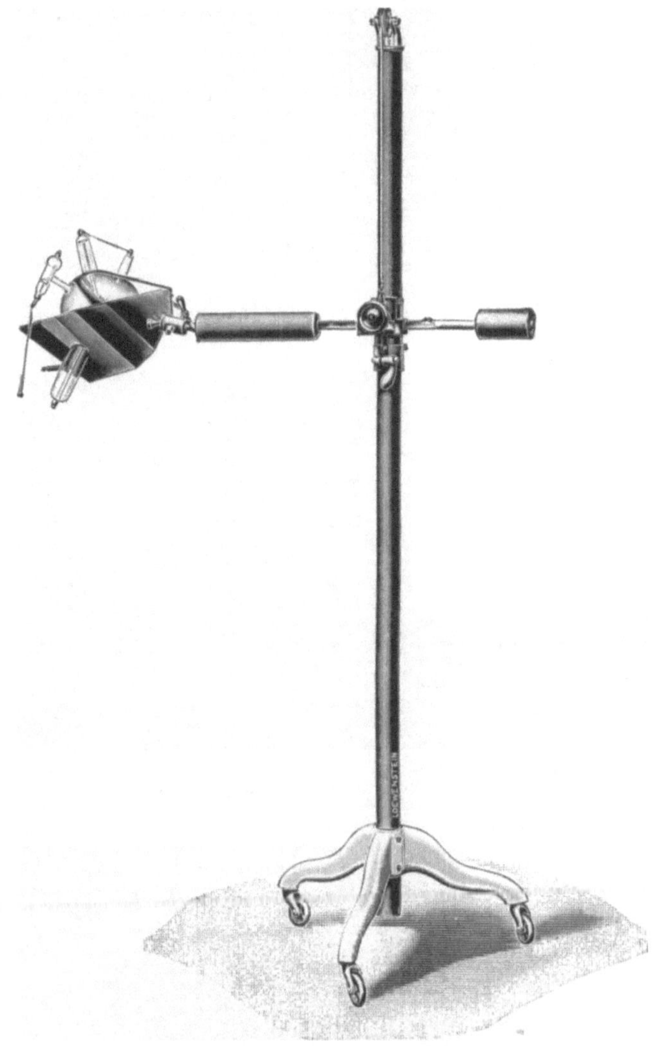

Fig. 17.
Neues Röntgenröhrenstativ nach Dr. Frank Schultz.

Bariumplatincyanür benützt man eine Sabouraud-Noiré-Tablette,
welche zur Abdämpfung der Helligkeit noch mit einem Stückchen
Virida-Papier von Lumière zu überkleben ist, und stellt sich die Ver-
gleichstablette dadurch her, daß man etwas wolframsaures Calcium

(½ g = 10 Pfg.) mit Syndetikon-Leim zu einem Brei verreibt und diesen auf einen dünnen Karton aufstreicht, aus welchem man Scheibchen von der Größe der Sabouraud-Noiré-Tabletten ausschneidet. Dieses Quantometer stellt einen sehr verbesserungsbedürftigen Notbehelf dar, jedoch erleichtert es auch in dieser Form schon die vorläufige Beurteilung der Leistungsfähigkeit einer Röhre.

Die Abschätzung der Fluoreszenzhelligkeit der Röhrenwand ist wertlos, da diese nicht allein durch die Röntgenstrahlen, sondern auch durch die Kathodenstrahlen im Innern der Röhre hervorgerufen wird, und da sie für die verschiedenen Glassorten ganz verschieden ist. Doch abgesehen hiervon, würde sie nur ein Bild davon geben, welche Strahlenmenge die Röhrenwand trifft, und nicht davon, wieviel der Strahlung die Röhrenwand durchdringt, also therapeutisch nutzbar gemacht werden kann, worauf es doch allein ankommt. Es gibt in der Tat Röhren, welche lebhaft fluoreszieren, aber den vorgehaltenen Fluoreszenzschirm kaum aufleuchten lassen.

Vielleicht ist das Villardsche Quantito- und Radiosklerometer das ersehnte Instrument, welches berufen ist, aller Not in den Meßverfahren ein Ende zu bereiten. Beide Instrumente beruhen auf der

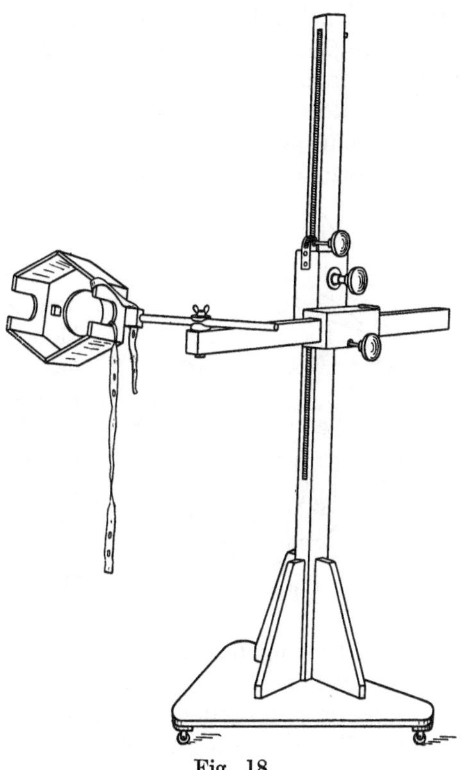

Fig. 18.

Erfahrung, daß Luft, welche von Röntgenstrahlen passiert wird, zu einem guten Leiter für Elektrizität umgewandelt wird, und zwar nimmt die Leitfähigkeit proportional der durchfließenden Strahlenmenge zu. Die Praxis muß über die Brauchbarkeit dieser geistreich durchdachten und durchkonstruierten Instrumente noch entscheiden. Vorläufig ist es nur ein sehr kostbares Laboratoriumsinstrument. — Wie man trotz des Mangels einer direkten Quantitätsmessung die Strahlenmengen in der Therapie dosieren kann, wird in dem Kapitel „Dosierungsmethoden" behandelt.

Die Besprechung der sonstigen Nebenapparate kann kurz sein; ob man ein Schaltbrett fest an der Wand montiert oder einen fahrbaren

Schalttisch anschafft, das ist eine Frage, die durch die gegebenen räumlichen Verhältnisse und durch den Geschmack entschieden werden kann. Das Röhrenstativ wähle man möglichst einfach und so, daß es dabei auch die nötige Stabilität besitzt. An Stelle vieler Möglichkeiten gebe ich vorstehend nur zwei Modelle, welche sich für alle therapeutischen Zwecke als ausreichend und praktisch bewährt haben und dennoch zu den billigeren Stativen gehören. (Siehe Fig. 17 u. 18.)

Meine Röhren habe ich in einem einfachen sechseckigen Schutzkasten untergebracht, der so wenig Raum beansprucht, daß auch die schwerer zugängigen Körperteile leicht eingestellt werden können, und der doch der Luft soviel Zutritt läßt, daß eine zu starke Erwärmung der Röhre durch Erhitzung der umgebenden Luft ausgeschlossen ist. Eine Vorrichtung zum Befestigen der gebräuchlichen Bleiglasblenden in Tubenform erhöht — wie aus den Abbildungen ersichtlich ist —

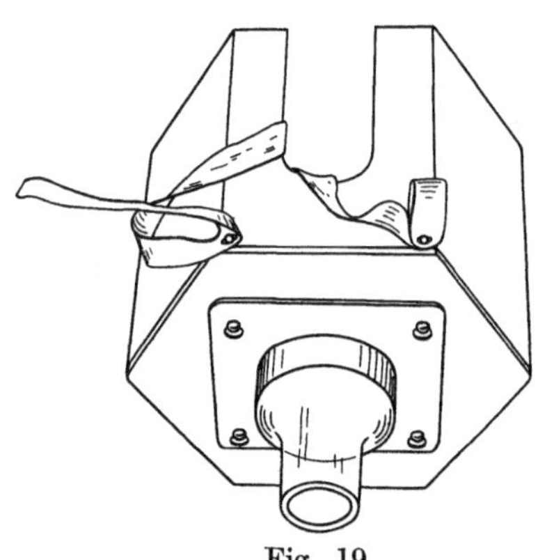

Fig. 19.

die Brauchbarkeit dieser Schutzkästen. (Vergl. Fig. 19.)

Mein Behandlungstisch entspricht den ganz einfachen gebräuchlichen Modellen mit der kleinen Modifikation, daß die hoch und niedrig verstellbare Kopfstütze auch nach dem Fußende des Tisches hin verschoben werden kann, wodurch die Bestrahlung des Rektum und der Genitalgegend wesentlich vereinfacht wird. Benützt man den Tisch in der letzterwähnten Weise, so muß man natürlich noch Fuß- oder Kniestützen anbringen.

Die Zuleitung der Kabel zu der Röhre kann mittelst der Beezschen federnden Bänder, mittelst sehr dehnbarer Drahtspiralen von der Decke herunter oder schließlich von Drähten aus, welche durch das ganze Zimmer gezogen sind, und auf welchen leitende Rollen mit den Zuleitungsdrähten in Rollenzügen gleiten, bewerkstelligt werden. Die Bedenken, welche gegen lange Zuleitungsdrähte erhoben werden, sind mehr theoretisch, da der hierdurch bedingte Stromverlust minimal ist. Der verfügbare Raum wird auch in dieser Frage entscheidend sein.

Schließlich halte ich eine automatisch ausschaltende Gochtsche Weckuhr für unbedingt empfehlenswert, und zwar empfiehlt es sich eine Uhr zu wählen, welche nicht nach dem Abläuten stehen bleibt, wie dies leider bei den jüngsten Modellen der Fall ist; denn falls die Ausschaltung einmal versagt, ist es von wesentlicher Bedeutung, noch wenigstens nachträglich konstatieren zu können, wie lange über die beabsichtigte Zeit hinaus belichtet worden ist. Besonders bei der Behandlung von Kindern und unruhigen Patienten ist es für den Arzt wertvoll, seine ganze Aufmerksamkeit der Lagerung des Kranken schenken zu können, ohne auf die Zeit achten zu müssen. (Fig. 20.)

Auch über die Wahl eines Instrumentariums muß eine Anleitung zur Therapie Aufschluß geben. Nach Aufstellung der verfügbaren Mittel wähle man unter den Instrumentarien dasjenige, welches eine Röhre von 6,5 Wehnelt etwa 15 Minuten lang in Betrieb hält, ohne daß dieselbe sich ändert; dabei muß der Fluoreszenzschirm kräftiges Licht zeigen und eine Sabourand-Noiré-Tablette, in zwei Zentimeter Entfernung von der Glaswand angebracht, die „Teinte B“ (vgl. Dosierung) in etwa 30 oder weniger Minuten ergeben. Wenn nach dieser Probe das Instrument mit derselben Röhre in 20—30 Sekunden (bei natürlich stärkerer Belastung) ein gutes Röntgenogramm der Hand gibt, so kann man sicher sein, ein brauchbares Therapieinstrumentarium mit einer brauchbaren Therapieröhre vor sich zu haben.

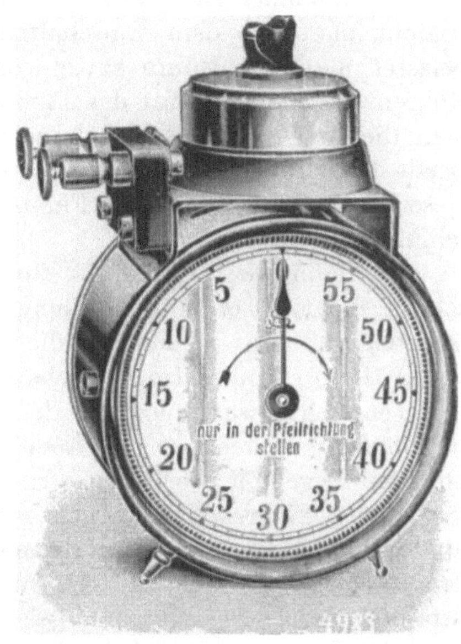

Fig. 20.
Automatisch ausschaltende Weckuhr
nach Gocht.

Unter Berücksichtigung des vorher Gesagten wird jeder Käufer selbst in der Lage sein. zu beurteilen, ob diese Forderungen erfüllt sind.

Therapeutische Technik.

Eine Röhre konstant zu halten und eine Strahlendose genau abzumessen, ist — wie wir sehen werden — die schwierigste Aufgabe in der therapeutischen Technik. Das Dosieren hat natürlich nur einen Zweck, wenn alle Menschen im großen und ganzen auf dieselbe Dose gleichartig reagieren. Dies ist nach unseren bisherigen Erfahrungen in weiten Grenzen der Fall. Um nun beim Arbeiten nicht stets wechselnde Faktoren berücksichtigen zu müssen, ist die Konstanz der Röhre das Haupterfordernis; wenigstens für den Fall, daß man nicht jede Dose einzeln bestimmen, sondern eine Röhre einmal ausdosieren, aichen und dann als gegebene Größe ausnutzen will. Dies Verfahren hat natürlich praktisch große Vorzüge vor dem jedesmaligen Abmessen eines bestimmten Strahlenquantums. Bei dem Bestellen der Röhre ist Angabe des gewünschten Härtegrades und des Instrumentariums — welcher Unterbrecher oder welches System — unbedingt erforderlich. Bevor man

nun seine Röhre anschließt, muß man die Reguliervorrichtungen des
Instrumentariums einstellen, zunächst natürlich so, wie es für eine
normale Röhre richtig wäre; so wird der Unterbrecher auf mittlere
Stromschlußdauer eingestellt und das Funkenventil geschlossen. Nun
beginnt man mit dem Einschalten des primären Stromes; zunächst
belastet man die Röhre soviel, daß man deutliche Fluoreszenz der
Röhrenwand bemerkt, ist das Fluoreszenzlicht dann unruhig, so erhöht
man die Zahl der Unterbrechungen so weit, daß man ruhiges Licht
erhält (durch Regulierung des Motorwiderstandes). Erreicht man auf
diese Weise nicht ein ruhiges Fluoreszieren, so muß man mit der Stromschlußdauer steigen. —

Ist dann die Fluoreszenz auf einem vorgehaltenen Fluoreszenzschirm in etwa 30 cm Entfernung von der Antikathode nicht kräftig,
so steigert man allmählich die primäre Belastung. Das Funkenventil (Drosselfunkenstrecke) schaltet man nur ein, wenn Schließungslicht entsteht, was man an dem Auftreten von ringförmigen, unregelmäßig zuckenden Fluoreszenzlichtern in der normalerweise
dunklen Kugelhälfte erkennt. Hat man nun auf diese Weise die er-
forderliche Fluoreszenzhelligkeit auf dem Schirm, deren Grad sich
nur durch Übung beurteilen lernen läßt, erreicht, so mißt man mit
dem Wehnelt- oder einem anderen Meßinstrument, ob die gewünschte
Strahlenqualität — Härtegrad — vorhanden ist. Wenn die Röhre zu
weich ist, kann man durch Verlängerung der Ventilfunkenstrecke dieses
Manko nur in ziemlich engen Grenzen ausgleichen; ist die Röhre aber
zu hart, so bleibt nur der Versuch übrig, die Röhre durch vorsichtige
stärkere Belastung (primärer Strom) soweit zu erwärmen, daß okklu-
dierte oder adhärente Gasmengen im Innern der Röhre frei werden
und so das Vakuum erniedrigen — Weichbrennen durch starke Belastung —. Röhren, die durch langes Lagern hart geworden sind, reagieren auf diese Methode mitunter sehr prompt, ohne in ihrer Konstanz später wesentlich zu leiden. Wenn man mit der starken Belastung
nicht zum Ziel kommt, so ist man gezwungen, die Regeneriervorrichtung
in Tätigkeit zu setzen, was möglichst vorsichtig geschehen muß, unter
Beobachtung der parallelen Funkenstrecke; man stellt diese so ein,
daß die Funken eben überspringen, und regeneriert so lange, bis das
Überspringen der Funken eben aufhört. Da die meisten Regenerier-
substanzen besonders bei erstmaliger Benutzung reichlich Gas abgeben,
ist ein Blauwerden (Verwandeln der Röntgenröhre in eine Geißler-
röhre durch zu große Gaszufuhr) — Umschlagen — der Röhre bei
diesem Versuch durchaus nicht gar zu selten. Die Streitfrage, ob
Glimmer oder Kohle als Regeneriersubstanz vorzuziehen ist, ist wohl
offen zu lassen; von beiden Systemen bekommt man im Laufe der Zeit
wohl gleichviel gut und weniger gut funktionierende Exemplare in die
Hände; man muß nur wissen, daß Glimmer im allgemeinen etwas stärker
erhitzt werden muß, um die gleiche Gasmenge abzugeben wie Kohle,

die Glimmerfreunde halten dies für einen Vorzug, da dadurch die Über-
regenerierung nicht so leicht erfolgt, die Kohlenfreunde für einen Nach-
teil, weil die Gefahr des Durchschlagens bei dem Durchtritt des erforderlichen, stärkeren Stromes etwas vermehrt werden soll; mit beiden
Vorrichtungen muß man eben umgehen lernen. Sehr sympathisch ist
die Villardsche Osmoregulierung: ein dünnes Palladiumröhrchen ist
so in die Röhre eingeschmolzen, daß es mit einem geschlossenen Ende
nach außen ragt, während das offene Ende mit dem Röhreninnern
kommuniziert. Erhitzt man das aus der Röhre ragende Ende mit einer
Spiritusflamme, so wird das Röhrchen, sobald es sich rötet, wie alle
dem Platin verwandten Metalle, für den Wasserstoff der Flamme durchlässig, welcher natürlich in das Röhrenvakuum eingesogen wird. Wenn
man bei Benutzung dieser Osmoregulierung die parallel geschaltete
Funkenstrecke in der oben angegebenen Weise als Kontrolle benutzt,
so kann man nach und nach bis auf den gewünschten Zentimeter die
Funkenstrecke d. h. die Strahlungsqualität regulieren. — Die Vorrichtungen zum Erhöhen des Vakuums, soweit sie auf der Zerstäubung
von Metallen beruhen, welche dann Gas absorbieren, vermeide man
ganz oder betrachte sie wenigstens nur als ultimum refugium; denn
das an das zerstäubte Metall gebundene Gas wird bei geringer Erwärmung wieder frei, so daß es um die erstrebte Konstanz der Röhre geschehen ist. Die sog. Härtungsvorrichtungen haben übrigens überhaupt einen geringen praktischen Wert, in weitaus den meisten Fällen
funktionieren sie überhaupt nicht; es ist deshalb auf dieselben bei der
Röhrenbeschaffung kein Wert zu legen. Die Regeneriervorrichtungen
zum Weichermachen benutzen wir auch erst, wenn die Röhre aufhört,
durch entsprechende Belastung sich regulieren zu lassen.

Nehmen wir nun an, eine Röhre habe den gewünschten Grad der
Strahlungsgeschwindigkeit und bliebe auch längere Zeit — etwa 15 Minuten — hindurch konstant, so erfüllt sie damit noch nicht alle Forderungen, welche man an die Röhre stellen muß; sie muß außerdem auch
noch den nötigen Grad von Intensität besitzen; zur ersten Orientierung über die Strahlenquantität ermöglicht nun der Fluoreszenzschirm
nur eine grobe, vorläufige Orientierung, indem er für den Fall, daß er
nur ganz schwach aufleuchtet, das Ausdosieren von zu schwach strah-
lenden Röhren erspart; exakte Angaben über die Strahlenmenge ergeben
jedoch nur die später angegebenen Dosimeter. Zeigt nun ein Dosimeter an, daß die Strahlenmenge zu gering ist, d. h. ist in höchstens
30 Minuten eine Volldose — Maximaldose für die Haut ohne Eintreten
des Erythems — nicht erreicht, so muß man mit der primären Stromzufuhr um einen Grad steigen, d. h. die primäre Belastungskurbel
einen Kontakt weiter schieben und die Röhre wieder beobachten, ob
sie nun auch nicht weicher wird; mit dieser Belastung steigt man so
weit, als es die Röhre verträgt. Wird die Röhre aber schon auf dem
nächsten Kontakt weicher — Steigen des Milliamperemeter bei gleich-

zeitiger Verkürzung der parallelen Funkenstrecke —, so geht man wieder um einen Kontakt zurück und steigt mit der Stromschlußdauer des Unterbrechers, soweit es die Röhre, ohne weich zu werden, verträgt, eventuell schaltet man dabei auch noch die Ventilfunkenstrecke ein; erreicht man so keine Konstanz bei genügender Intensität, so ist die Röhre unbrauchbar, dies beruht dann meist auf einem Mißverhältnis des Gasgehaltes zur Durchlässigkeit — Dicke — der Röhrenwand. Kann man eine derartige Röhre nicht umtauschen, so ist man darauf angewiesen, dieselbe langsam gasärmer zu brennen und zu versuchen, ob sie dadurch für eine schnellere — härtere — Strahlenart brauchbar wird; dies geschieht durch wiederholtes $^1/_2$—$^1/_1$ Stunden langes, ganz schwaches Belasten der Röhre. Kleinere Röhren — 12 und weniger Zentimeter Durchmesser — brennen sich meist leicht hart, größere — 15 und mehr Zentimeter Durchmesser — schwerer, oft gar nicht.

Da das Härten der Röhren recht schwierig, oft unmöglich ist, das Weichermachen dagegen bei neuen Röhren durch stärkere Belastung — im Notfalle durch Benutzung der Regeneriervorrichtung — stets leicht zu erzielen ist, so bestelle man die Röhren immer möglichst hoch evakuiert — möglichst hart. Solche härteren Röhren lassen sich in der Regel ohne große Mühe richtig belasten unter Beobachtung der einfachen Regel: nimmt die parallele Funkenstrecke zu und fällt gleichzeitig das Milliamperemeter, so ist die Röhre noch unterbelastet und verträgt stärkere primäre Stromzufuhr; wird die Funkenstrecke aber kleiner, und steigt gleichzeitig das Milliamperemeter, so ist die Röhre schon überlastet und muß, nachdem sie sich völlig abgekühlt hat — etwa nach einer Stunde — schwächer belastet werden.

Die Praxis hat nun gelehrt, daß ein absolutes Gleichbleiben vom Milliamperemeter und paralleler Funkenstrecke bei neuen Röhren nicht leicht zu erreichen ist, daß es aber für die Praxis auch genügt, wenn eine solche Röhre im Verlaufe von 15 Minuten nur eine Abänderung um 0,2 Milliampere zeigt, wenn sich nur die parallele Funkenstrecke im entgegengesetzten Sinne derart ändert, daß das ursprüngliche Produkt aus Milliamperezahl und Funkenstreckenzentimeter gleichbleibt. Überschreiten die Schwankungen diese Grenzen nicht, so sind sie ohne praktische Bedeutung.

Das richtige Belasten der Röhre bis zum konstanten Funktionieren derselben ist die größte technische Schwierigkeit in der Therapie — aber einmal erreicht, belohnt sich diese Arbeit oft mit monatelangem gleichmäßigen und sicheren Funktionieren; deshalb habe ich dieser Frage einen etwas größeren Raum gewidmet.

Dieses etwas umständliche Verfahren, eine langdauernde Konstanz der Röhre zu erzielen, ist nur angebracht im Großbetriebe, wo es unmöglich ist, die Röhre während jeder einzelnen Bestrahlung zu überwachen. In der Privatpraxis, wo ich z. B. höchstens zwei Apparate gleichzeitig in Betrieb nehme, bevorzuge ich ein weit einfacheres Verfahren. Ich benutze die erwähnte kleine 12 cm-Röhre mit Osmoregulierung von Burger und brenne sie, bevor ich sie in Betrieb nehme, so hart wie möglich. Kleine Röhren, welche auf diese Weise gehärtet sind, haben die Neigung, auch wenn ihnen durch die Osmoregulierung Gas zugeführt ist, schnell wieder hart zu werden; da man aber jeden Augenblick unter Kontrolle der Funkenstrecke die Möglichkeit hat, ein beliebiges Gasquantum wieder zuzuführen, ist diese Neigung zum Hartwerden ein sehr leicht zu beseitigendes Übel. Soll die gehärtete Röhre in Betrieb genommen werden, so bringe ich sie durch Annähern der Spiritusflamme auf den gewünschten Härtegrad, lege ein Dosimeter unter und achte darauf, daß Milliamperemeter und parallele Funkenstrecke während der Dauer des Ausdosierens gleiche Werte beibehalten. Da diese Röhren nicht weicher werden im Betrieb, ist nur darauf zu achten, daß sie nicht härter werden; sinkt das Milliamperemeter, so ist nur nötig, etwas Gas zuzuführen, man notiert sich die Größe von primärer Belastung, Stromschlußdauer und Unterbrecherzahl und reguliert die Röhre bei Benutzung durch Gaszufuhr so, daß unter Beibehaltung der obigen drei Größen auch Milliamperemeter und Funkenstrecke wieder dieselben Werte wie bei der Ausdosierung zeigen.

Die exakte Dosierung der Röntgenstrahlendosen ist nach zwei Seiten hin unbedingt erforderlich; erstens werden wir im Abschnitt über Röntgenschädigungen sehen, daß diese wirklich zu den schmerzhaftesten, hartnäckigsten und leider auch oft folgenschwersten Beeinträchtigungen gehören. Zweitens werden wir in der speziellen Therapie erfahren, daß für verschiedene Erkrankungen kleinste Dosen zur Abheilung genügen; daß dagegen andere Krankheiten nur günstig zu beeinflussen sind, wenn die höchst zulässigen Dosen in einer Sitzung verabreicht werden. Patienten mit minimalen, an sich unschädlichen Dosen wochenlang zu behandeln, wo er fahrungsgemäß 2—3 abgemessene kleine, ebenfalls unschädliche Dosen genügen, liegt nicht im Interesse des Patienten. Gerade in der Röntgentherapie ist es in vielen Fällen möglich, der Forderung, tuto, cito et jucunde zu heilen, sehr nahe zu kommen. Der Radiotherapeut ist meines Erachtens verpflichtet, ebenso wie jeder andere Arzt, dem Patienten die Fortschritte auf seinem Gebiete zugute kommen zu lassen; dazu gehört auch die durch exakte Dosierung ermöglichte Beschränkung der Sitzungszahl. Die Notwendigkeit, exakt zu dosieren, ist prinzipiell ebenso anzuerkennen, wie die Notwendigkeit der Asepsis und der Dosierung, z. B. des Morphiums; die Tatsache, daß in der Radiotherapie die Dosierung zurzeit noch etwas umständlich ist, ändert hieran nichts. Es muß zugegeben werden, daß manchen Dosierungsmethoden Mängel anhaften, und daß es ebenso gefährlich ist, ungenau zu dosieren, wie gar nicht zu dosieren; dagegen will ich nachweisen, daß jetzt schon die Möglichkeit, für die Praxis hinreichend exakt zu dosieren, gegeben ist.

Die Dosierung suchte man auf zwei Wegen zu erreichen; erstens, indem man die elektrischen Vorgänge in der Röhre selbst quantitativ zu messen suchte und daraus Schlüsse auf die Menge der aus der Röhre austretenden Strahlen zog. Es hat sich nun herausgestellt, daß zwischen den Vorgängen im Innern der Röhre und der Strahlenmenge außerhalb derselben keine derartigen sicheren quantitativen Relationen bestehen, daß man dieselben einer Dosierungsmethode zugrunde legen könnte. Diese Tatsachen sind auf einem der letzten Röntgenkongresse festgestellt worden, und ich will ihre Richtigkeit nur durch einige Beispiele aus der Praxis belegen. Auf dem Prinzip der Messung der elektrischen Vorgänge beruht die Kromayersche Milliamperemeterzentimeter-Meßmethode. Um die Unsicherheit dieser Methode nachzuweisen, habe ich Röhren desselben Typus so belastet, daß sie gleiche Werte von Milliamperemeter und paralleler Funkenstrecke zeigten. Es ließ sich nachweisen, daß auch bei Gleichheit dieser Werte die Zeit, in welcher eine Volldose nach Sabouraud-Noiré verabreicht wurde, ganz verschieden war, und zwar betrug die Zeit im günstigsten Fall nur $\frac{1}{3}$ der Zeit, die im ungünstigsten Fall erforderlich war. Dieses Resultat ist schon zum großen Teil durch die verschiedene Dicke der Glaswand leicht zu erklären, ein Faktor, der eben Verschiedenheiten zwischen der Menge der Strahlen im Innern der Röhre und außerhalb derselben bedingt. Die weiteren Gründe für die Unhaltbarkeit dieser Meßmethode sind aus dem früheren Abschnitt über Milliamperemeter und parallele Funkenstrecke zu entnehmen. —

Der andere Weg, die Röntgenstrahlenmenge zu messen, beruht darauf, Veränderungen, welche die Röntgenstrahlen auf gewisse Stoffe außerhalb der Röhre hervorrufen, und welche mit der auftreffenden Strahlenmenge progressiv zunehmen, in einer Standardskala festzulegen und nun rein empirisch festzustellen, welche Stufe der Skala derjenigen Strahlenmenge entspricht, welche die menschliche Haut ohne Schädigung gerade noch verträgt. Gleichmäßiges Funktionieren der Testsubstanzen vorausgesetzt, sowie deutlich sichtbares Zunehmen der Veränderungen dieser Stoffe in bestimmten Abstufungen — ist die Überlegenheit dieser Methode klar; allerdings gelten die angezeigten Werte dieser Meßmethode nur für den Fall, daß im Betrieb wieder dieselben Verhältnisse vorliegen, wie sie bei der empirischen Festsetzung der Dosen waren. Diese so einleuchtende Bedingung wird in der Praxis nicht genügend berücksichtigt, und doch ist sie — wie wir sofort sehen werden — von Bedeutung. Von den in Frage kommenden Testsubstanzen ist die Holzknechtsche in ihrer Zusammensetzung nicht bekannt gegeben, außerdem stellt die Abschätzung der Farbennuancen bei dieser Methode an die Farbenempfindlichkeit des Auges Forderungen, die wohl nur bei einem Bruchteil der Radiotherapeuten erfüllt werden. Das Sabouraud-Noirésche Radiometer benutzt das Barium-Platin-Cyanür, welches durch Röntgenbestrahlung seine leuchtend grüne

Farbe allmählich in ein ausgesprochenes gelb-braun umwandelt — nach Angabe der Physiker wahrscheinlich durch Abspaltung von Wasser. Stellen wir uns nun vor, die Testfarbe für die zulässige Volldose sei bei einem Härtegrad von 7 Wehnelt festgestellt worden, und rufen wir uns in Erinnerung zurück, daß alle Stoffe die Röntgenstrahlen genau ihrem spezifischen Gewicht entsprechend zurückhalten. Bei diesem Härtegrad möge das spezifisch schwere Barium-Platin-Cyanür z. B. $^8/_{10}$ der gesamten auftreffenden Strahlenmenge zurückgehalten haben, die leichtere Haut dagegen nur $^5/_{10}$, so ist klar, daß das Radiometer richtig zeigt, wenn zwischen Teststoff und Haut eine Absorptionsdifferenz von $^3/_{10}$ besteht. Nun hängt aber die absorbierte Strahlenmenge ebenso wie von dem spez. Gewicht des Stoffes auch von der Strahlungsgeschwindigkeit ab, und zwar in der Weise, daß bei gleichem spez. Gewicht von der langsameren Strahlung mehr absorbiert wird wie von der schnelleren. Nehmen wir also in unserem Beispiel statt der Strahlen von 7 Wehnelt Strahlen von 2 Wehnelt — wie ich es jetzt bei refraktären Fällen in der Praxis häufiger tun muß —, so absorbiert in diesem Falle das Barium-Platin-Cyanür beispielsweise $^9/_{10}$ der Strahlenmenge, die Haut dagegen diesmal $^8/_{10}$ der Dose; war also die Empfindlichkeit der Haut bei einer Differenz von $^3/_{10}$ richtig festgestellt, so ist es wahrscheinlich, daß bei einer Differenz von nur einem Zehntel die Maximaldose für die Haut nicht mehr richtig angezeigt wird; diese Wahrscheinlichkeit konnte ich experimentell begründen durch den Nachweis, daß Strahlen von 2 Wehnelt bei einer Verabreichung von $^3/_4$ Volldosen nach Sabouraud-Noiré schon ein Erythem erzeugen; natürlich muß das geänderte Absorptionsvermögen der Haut gegenüber der langsameren Strahlung nicht das einzige Moment für die Differenz im Effekt sein, es ist sogar wahrscheinlich, daß so langsame Strahlen, wie ich sie in diesem Fall verwendete, an sich eine andere Wirkung entfalten als schnellere Strahlen. Nachdem diese Verschiedenheit in der Dosierung einmal festgestellt war, ist diese Dosierung für diese Strahlungsqualität mit demselben Dosimeter natürlich völlig einwandfrei, da nunmehr festgestellt ist, daß $^2/_3$ E. D. bei 2 Wh. $= ^1/_1$ E. D. bei 7,5 Wh. ist. Bei den weitaus am häufigsten bei uns zur Verwendung kommenden Härtegraden von 6,0—7,5 Wehnelt decken sich die Beobachtungen in der Praxis und die Testfarbe der Sabouraud-Noiré-Tablette so weit, daß wir bisher stets den erwünschten Reaktionsgrad, d. h. keine Spur von Rötung bei Verabreichung der Volldose erhielten. Das Sabouraud - Noiré - Radiometer zeigt nur eine und zwar die Volldose, bei der noch kein Erythem eintritt, an; aber bei konstant funktionierender Röhre kann man, nach einmaliger Feststellung der Maximaldose, durch Teilung der Zeit jede beliebige Teildose verabreichen. Das genaue Erkennen der Testfarbe ist für ein normal farbenempfindliches Auge ohne Schwierigkeit, zumal wenn man sich im Anfang bei dieser Methode ab und zu die Zeit nimmt, einmal über und einmal unter zu dosieren. Das Bordiersche Chromometer beruht auf demselben Prinzip und ist nur dahin modifiziert, daß es statt einer Maximaldose 4 Abstufungen zeigt, von welchen aber die beiden letzten in der Therapie praktisch kaum in Frage kommen.

Das Quantimeter Kienböcks beruht darauf, daß die in der Photographie gebräuchlichen Silbersalzemulsionen durch Röntgenstrahlen dieselben Veränderungen nachweisen lassen wie bei Bestrahlung mit gewöhnlichem Licht. Der Grad der Schwärzung kann als Maßstab für die absorbierte Strahlenmenge dienen, aber zu vergleichenden Messungen natürlich nur benutzt werden unter der Voraussetzung, daß die die Farbenveränderung nach der Belichtung erst hervorrufenden chemischen Prozeduren bei den zu vergleichenden Silberpräparaten unter sich wieder vollkommen gleichartig sind. Kienböck hat diese Faktoren aufs genaueste berücksichtigt, indem er für jede neue Emulsion die Konzentration eines bestimmten Entwicklers und die Entwickelungszeit exakt in Sekunden angegeben hat. Der allgemeinen Einführung dieses Meßverfahrens steht die Schwierigkeit der gleichartigen Herstellung von Silbersalzemulsionen im Wege; Kienböck selbst hat diesen Mangel erkannt und ausgesprochen, aber diese durchdachte und durchgearbeitete Methode wird wohl deshalb doch nicht aus der Praxis verschwinden, denn es ist doch immer wünschenswert, sich eine Testskala derjenigen Dosen, die man am häufigsten benutzt, selbst herzustellen, solange die nach Sabouraud - Noiré ausdosierte Röhre ganz konstant ist, und dann die Teststreifen derselben Emulsion, bei eintretenden geringen Schwankungen in der Konstanz, zur Kontrolle zu benutzen. Natürlich ist ganz gleichmäßige Entwickelung der Teststreifen und der Kontrollstreifen unerläßlich, aber hierzu hat ja Kienböck die nötige Anleitung gegeben.

Nach dem eben Gesagten ist es klar, daß die Meßinstrumente von Lepper und Strauss in ihrer ursprünglichen Form nicht empfehlenswert sind, sie stellen Modifikationen der Kienböckschen Methode dar und suchen dieses Verfahren dadurch zu vereinfachen, daß sie in durchsichtigen, für Röntgenstrahlen gut durchlässigen, aber tageslichtsicheren Kasetten die Silbersalzemulsionen gleich in der Entwickelungsflüssigkeit bestrahlen. Diese Vereinfachung schließt einen prinzipiellen Fehler in sich, den Kienböck gerade vermeiden lehrt, denn der Schwärzungsgrad ist nicht nur von der absorbierten Strahlenmenge, sondern auch von der sich anschließenden oder gleichzeitigen Entwickelungsdauer abhängig. Jeder Photograph weiß, daß eine schwach belichtete Platte durch sehr langes Entwickeln bis zu den verschiedensten Abtönungen gebracht werden kann. Wenn man den Entwickler nach Art der Standentwickler sehr verdünnt, wird der Fehler weniger auffällig, aber deshalb nicht vermieden. Leicht überzeugt man sich von der Fehlerhaftigkeit dieser beiden Instrumente, wenn man eine gut ausdosierte Röhre, welche die Erythemdose in etwa 40 Minuten, und eine andere Röhre, die sie in 7 Minuten gibt, benutzt und mit diesen Röhren beidemal ceteris paribus ⅓ Erythemdose abmißt. Hierbei wird die Fehlerquelle eklatant.

Eine weitere Gruppe von Meßinstrumenten basiert auf der Eigenschaft der Röntgenstrahlen noch anderweitige chemische Veränderungen als die bei den Silbersalzen und dem Barium-Platin-Cyanür erwähnten hervorzurufen, und zwar solche Veränderungen, welche dem Auge ohne weiteres sichtbar werden, also die Farbenveränderungen oder die Ausfällung vorher gelöster Stoffe, durch chemische Veränderungen.

So scheidet die Freundsche Jodoformlösung bei der Bestrahlung Jod aus, durch dessen Messung man einen Rückschluß auf die absorbierte

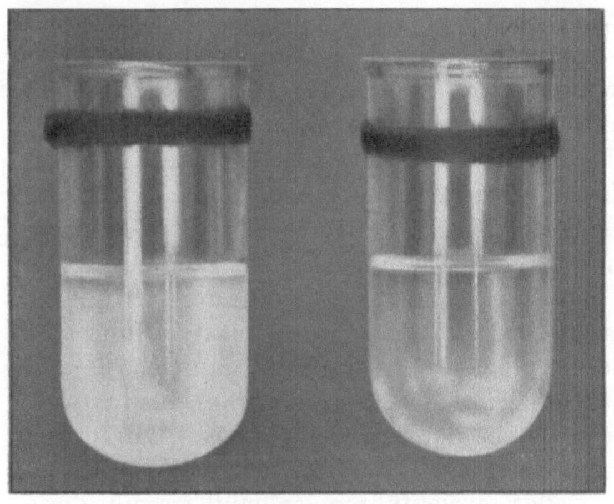

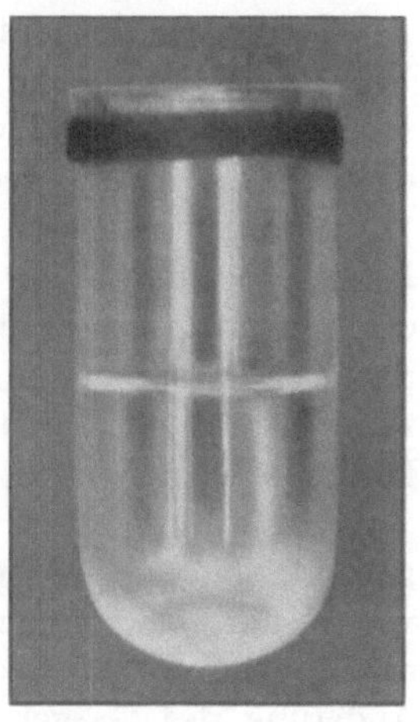

<table>
<tr><td align="center">Fig. 21.</td><td align="center">Fig. 21 a.</td></tr>
<tr><td align="center">Ausfällung
durch ⅓ Volldose
bei 7,5 Wh.</td><td align="center">Ausfällung
durch ⅓ Volldose
bei 2 Wh.</td><td align="center">Kontrollglas ohne Bestrahlung, die scheinbare Ausfällung ist durch Lichtreflex vorgetäuscht.</td></tr>
</table>

Strahlenmenge ziehen kann; diese Ausfällung geht aber auch gleichzeitig mit einer Farbenveränderung einher, deren Vergleich mit einer Standardskala ebenfalls einen Rückschluß auf die Strahlenmenge gestattet. Bordier und Galimar haben diese Methode modifiziert, indem sie die sehr labile Testlösung durch Einschmelzen in Glasröhrchen haltbarer machten.

Das Schwarzsche Dosimeter ist in Deutschland mehr in Gebrauch. Hier wird durch die Bestrahlung aus einem Gemisch von Ammoniumoxalat und Sublimat Kalomel ausgefällt und durch Vergleich der Niederschlagsdichtigkeit mit einigen Standardvergleichsaufschwemmungen die Dose bestimmt.

Experimentell konnte ich nun feststellen — vergl. Fig. 21 u. 21 a —, daß bei verschiedenem Härtegrad der Strahlung die quantitative Ausfällung bei Dosen, welche auf der Haut denselben Effekt hervorriefen, nicht gleichartig war, und zwar zeigte die Strahlung von 2 Wehnelt bei ⅓ E. D. kaum eine Kalomelfällung angedeutet, während die gleiche Dose bei 7,5 Wehnelt deutliche Ausfällung erkennen ließ; in Wirklichkeit war der Unterschied noch wesentlicher als er im Photogramm erscheint, weil in der Durchsicht das im Photogramm störende Reflexlicht des Glases leicht zu vermeiden war. An sich ist dieser Versuch nicht dazu angetan, die Brauchbarkeit dieser Methode in Frage zu stellen, nur beweist er, daß es nötig ist, auch hierbei anzugeben, unter welchen Umständen — bei welchem Härtegrad — die Standardskala aufgestellt ist. Die Umrechnung auf einen andern als den vom Konstrukteur angegebenen Härtegrad bleibt dann der experimentellen Arbeit des Radiotherapeuten überlassen.

Das Villardsche Quantimeter — vergl. S. 25 — ist theoretisch sehr interessant und verspricht, sehr exakt zu werden, jedoch muß eine für die Praxis geeignete Form noch abgewartet werden.

Von allen diesen Dosierungsmethoden hat sich für den Institutsbetrieb die von H. E. Schmidt bei uns eingeführte Kombination der direkten und indirekten Meßmethode am besten bewährt; die Messung durch Milliamperemeter und parallele Funkenstrecke dient lediglich zur Prüfung der Konstanz der Röhre, und die Sabouraud-Noirésche Methode wird benutzt, um bei der als konstant erkannten Röhre die Volldose auszumessen. Diese einmalige Dosierung ist dann eben maßgebend, solange die Röhre bei gleicher Belastung konstant bleibt, was, wie gesagt, bald länger, bald kürzer der Fall sein kann. Ändert sich die Röhre und läßt sich dann nicht auf die anfänglichen Werte durch Änderung des Gasgehaltes wieder zurückführen, so muß sie für diese neuen Verhältnisse eben neu ausdosiert werden.

Röhren von etwa 17 cm Durchmesser haben im Verhältnis zu ihrem Preis durchschnittlich eine befriedigende Lebensdauer, ermöglichen die gleichmäßige Bestrahlung eines für die meisten Fälle genügend großen Bestrahlungsfeldes und gestatten entgegen der Vorschrift die Anbringung der Tablette in nur 1 cm Entfernung von der Glaswand, ohne daß man fürchten muß, durch zu starke Erwärmung der Tablette eine falsche (zu tiefe) Färbung zu erhalten. Nur bei kleineren Röhren ist die Sabouraudsche Vorschrift, in 2 cm Entfernung zu dosieren, inne zu halten, denn es liegt die Gefahr vor, daß die Röhrenwand durch zu starke Erhitzung die Tablette bräunt und so zu früh die Testfarbe „Teinte B" anzeigt. Wenn nicht nur Strahlen- sondern auch Wärmewirkung an der Farbenveränderung teil hatte, erkennt man dies daran, daß sich der Rand stärker als die übrige Tablette gebräunt hat. Wir bringen also unsere Tablette in der richtigen Entfernung von der Röhrenwand an, und zwar im Bereich des stärksten Strahlungsbezirkes, cf. die Figur 22 auf der folgenden Seite, geschützt vor Tageslicht und benutzen ein Bleiblechstreifchen als Unterlage. Die Tablette wird halbiert' auf der

Unterlage befestigt, indem man einfach die Ränder der Bleiblechunterlage über die Ränder des Papierstreifens, welcher die Tablette trägt, hinüberbiegt. Das Halbieren ist nicht nur sparsam, sondern erleichtert dadurch, daß man den geraden Rand der durchschnittenen Tablette an den geraden Rand des Testquadrates anlegen kann, die Feststellung der Farbengleichheit. Das Tageslicht wird durch Verdunkelung des Zimmers ausgeschlossen oder dadurch, daß man die Tablette mitsamt ihrer Unterlage in ein Stückchen dünnes schwarzes oder rotes Papier wickelt. Die Strahlenabsorption durch solches Papier ist selbst für weichste Röhren so gering, daß sie praktisch nicht berücksichtigt zu werden braucht, wie ein Versuch an derselben Röhre einmal bei unbedeckter Tablette im verdunkelten Zimmer, und einmal bei verdeckter Tablette zeigt. Bei sehr dünnwandigen, intensiv betriebenen Röhren muß man etwa von der 10. Minute an von Zeit zu Zeit kontrollieren, wie weit die Verfärbung fortgeschritten ist, gewöhnlich wird die Erythemdose erst in längerer Zeit, 10—20—25 Minuten, erreicht. Das Vergleichen der exponierten Tablette mit der Testfarbe muß bei Tageslicht geschehen, und zwar möglichst schnell, da das Tageslicht die Tablette mit einer Geschwindigkeit bleicht, welche bei wiederholter Besichtigung derselben Tablette die Exaktheit der Methode beeinträchtigen würde, und zwar in dem Sinne, daß man dadurch die absorbierte Strahlenmenge unterschätzen, also unter Umständen zu hoch dosieren würde.

Hat man unter diesen Kautelen und unter Kontrolle des Milliamperemeters und der parallelen Funkenstrecke, welche von 3 zu 3 Minuten erfolgen muß, die Teinte B erreicht, so notiert man sofort das Nationale dieser Röhre, und zwar

1. Minutenzahl, in welcher die Volldose erreicht wurde,
2. Härtegrad der Röhre nach Wehnelt,
3. Milliamperemeterstand,
4. Länge der parallelen Funkenstrecke, } während der Dosierung,
5. Kontakt (Stärke) der primären Belastung (Amperemeter),
6. Stromschlußdauer des Unterbrechers (Stellung der Regulierkurbel bei den unterbrecherlosen Systemen),
7. Geschwindigkeit des Unterbrechermotors (Zahl der Unterbrechungen = Stromimpulse),
8. Vorhandene oder fehlende Drosselung (Größe der Luftdrosselstrecke).

Lassen sich alle diese Größen bei späteren Benutzungen der Röhre wieder ebenso einstellen, so kann man sicher sein, immer die gleiche Dose zu verabreichen. Ändern sich diese Größen, so muß man durch geeignete Regulierung die früheren Verhältnisse wieder herstellen, was oft durch Monate mit leichter Mühe gelingt (cf. Regulierung der Röntgenröhre).

Hat man nun die Erythemdose in dieser Weise ausgemessen, so fragt es sich, in welche Entfernung von der Röhrenwand man nun den Patienten einstellen muß? Die Tablette zeigt die Volldose richtig an, wenn sie in der Mitte zwischen Focus und der zu bestrahlenden Stelle angebracht ist. In unserem Falle hatten wir nun die Tablette in 2 cm Entfernung von der Röhrenwand angebracht, d. h. die Entfernung der Tablette vom Fokus betrug Röhrenradius + 2 cm, ebenso weit muß nun die zu bestrahlende Stelle von der Tablette entfernt werden; da wir aber nicht von der Tablette ab, sondern der Einfachheit halber von der Röhrenwand ab die Entfernung messen wollen, müssen wir zu der gegebenen Größe „Röhrenradius + 2 cm" noch die 2 cm, welche die Tablette von der Glaswand entfernt war, hinzuzählen, der Abstand Glaswand—Haut beträgt also bei dieser Meßweise stets

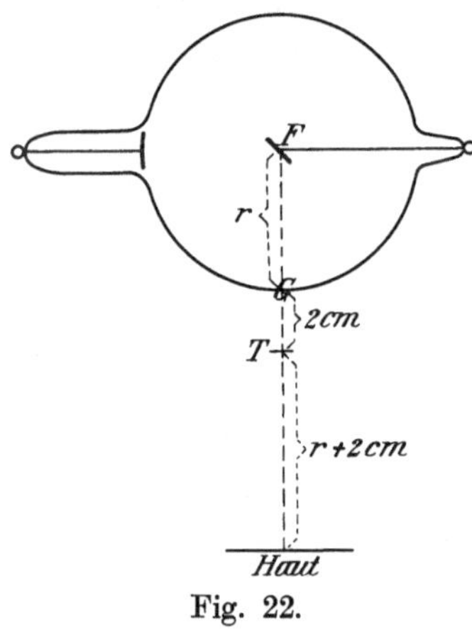

Fig. 22.

Röhrenradius + 4 cm (cf. obenstehende Zeichnung).

Diese Dosierungsform ist bei konstantem Funktionieren der Röhre nur in der theoretischen Darstellung umständlich; in der Praxis erfordert die Ausdosierung oft nur ½ Stunde Zeit und belohnt sich — wie gesagt — durch wochenlanges bequemes, sicheres und, was hoch anzuschlagen ist für Arzt und Patient, zeitersparendes Arbeiten. Es lohnt sich also, einmal Vorurteil und Bequemlichkeit zu überwinden und einen praktischen Versuch zu machen.

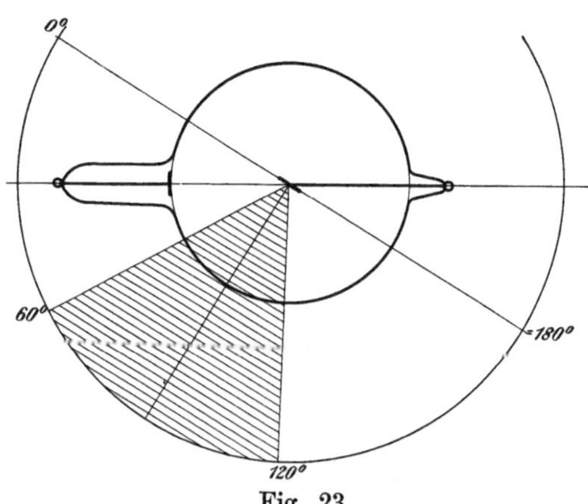

Fig. 23.
Der Bezirk der stärksten Strahlung ist schraffiert.

Natürlich muß man für die zu bestrahlende Partie nicht nur den richtigen Abstand innehalten, sondern muß auch diese Stelle in den Bereich der größten Wirksamkeit der Röhre bringen, welcher aus der beigefügten Figur, welche ich dem Kienböckschen Lehrbuch entnehme, ohne weiteres ersichtlich ist. (Siehe Fig. 23.)

Daß eine bequeme Lagerung es den Patienten ermöglichen muß,

während der ganzen Bestrahlung ruhig zu liegen, ist selbstverständlich, bedarf aber bei Bestrahlung einzelner Körperteile doch vielleicht einiger

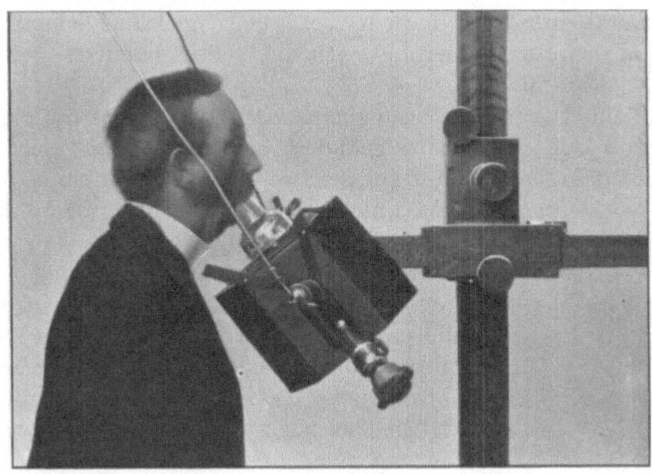

Fig. 24.

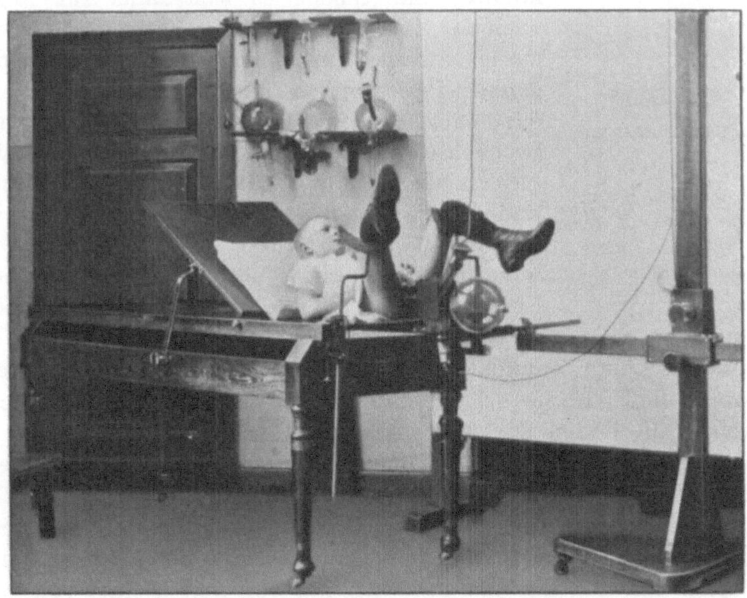

Fig. 25.

praktischer Winke; diesem Zwecke soll die beigefügte Abbildung von Bestrahlung des harten Gaumens, der Genital- und Analgegend dienen. (Vergl. Fig. 24 u. 25.)

Wenn man immer mit Röhren gleicher Größe arbeitet, so ist es ganz zweckdienlich, sich einen Distanzmesser mit Glas- oder Holzgriff anzuschaffen. Einen solchen Distanzmesser mit auswechselbarem Meßstab passend für die verschiedenen gebräuchlichen Röhrengrößen und unsere Dosierungsmethode veranschaulicht beifolgende Zeichnung. Fig. 26.

Dies kleine Instrument ermöglicht, während der Bestrahlung nachzumessen, ob sich die Distanz geändert hat, ferner ermöglicht es, die Distanz auch dann bequem abzumessen, wenn die Röhre in einem Blendenkasten untergebracht und für größere Distanzmesser schwer zugänglich ist.

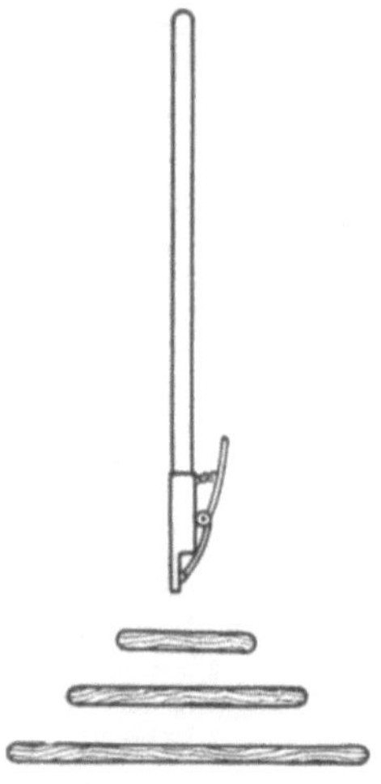

Fig. 26.
Die auswechselbaren Meßstäbchen sind aus den gebräuchlichen Holzmundspateln zurechtgeschnitten.

Natürlich ist bei den Bestrahlungen darauf zu achten, daß nicht neben der eingestellten Stelle noch eine andere Stelle unbeabsichtigt mitbestrahlt wird, dies scheint selbstredend, und doch wird jeder Radiotherapeut im Beginn seiner Tätigkeit bei sich oder seinen Assistenten die Erfahrung gemacht haben, daß gelegentlich einmal, z. B. bei einer Bestrahlung unter dem Kinn, eine Reaktion auf der Brust beobachtet werden konnte; man mache es sich daher zur Regel, nach der Einstellung der erkrankten Stelle etwas zurückzutreten, um einen Überblick über den ganzen Patienten zu haben, so daß man eine exponierte Stelle, welche bei der Einstellung unbeobachtet blieb, noch nachträglich mit Bleiblech abdecken kann. Im Interesse des Arztes und des Patienten ist es zweckmäßig, die Röhre in einem Schutzkasten unterzubringen, der schon erwähnte kleine sechseckige Schutzkasten ist, wenn man die Röhrengröße von 17 oder 15 cm Durchmesser oder nur solche von 12 cm verwendet, sehr zu empfehlen; er gewährt außer dem Schutz auch den Vorteil, die Röhre stets zentriert zu halten, was durch drei gepolsterte Pflöckchen am Boden des Kastens bewirkt wird.

Für den Arzt sind die Schutzschürzen nicht ausreichend, denn gewöhnlich schließen diese auf dem Rücken nicht oder klaffen hier bei Bewegungen, so daß man bei jeder Drehung die Rückseite exponiert und durch die erhitzende, schwere, äußerst unbequeme Schürze nur den Vorteil hat, daß die Spermatozoen nur von hinten statt von vorn und hinten geschädigt werden, also nur ein Aufschieben, nicht ein Beseitigen der Gefahr.

Die Hände des Radiotherapeuten sind so empfindlich und werden erfahrungsgemäß so oft geschädigt, daß man es sich von vornherein zum unumstößlichen Gesetz machen muß, während des Betriebes nie unter eine laufende Röhre zu fassen; ist eine Korrektur im Strahlenbereich nötig, so schalte man für einen Augenblick die Röhre aus; dieser kleine Zeitverlust wird schon durch die größere Ruhe und Sicherheit, die man dadurch bei der Korrektur hat, wieder eingebracht.

Natürlich ist stets darauf zu achten, daß der Patient nicht größeren Strahlendosen an Stellen ausgesetzt wird, welche die Bestrahlung nicht nötig haben. Bei allen Erkrankungen also, bei welchen man nahe an die Volldose herangehen muß, oder welche man erfahrungsgemäß sogar öfters mit solchen großen Dosen oder sehr häufig mit kleinen Dosen bestrahlen muß, muß man die Umgebung der erkrankten Stelle schützen. Am einfachsten geschieht dies mit ½ mm dickem Bleiblech, welches biegsam, mit einer gewöhnlichen Schere leicht zu schneiden, leicht zu desinfizieren und schließlich billig ist. Mit einer Anzahl solcher Bleibleche lassen sich die verschiedenst geformten Herde abdecken. Mir haben sich folgende Formen der Bleche gut bewährt: Fig. 27.

Daneben ist ein Satz von 4—6 verschieden großen Bleiglastuben erforderlich, welche für Bestrahlungen am harten und weichen Gaumen und für den Kehlkopf geradezu unentbehrlich sind. Für Prostata und Epiglottis empfehle ich speziell hierfür gebaute Tuben.

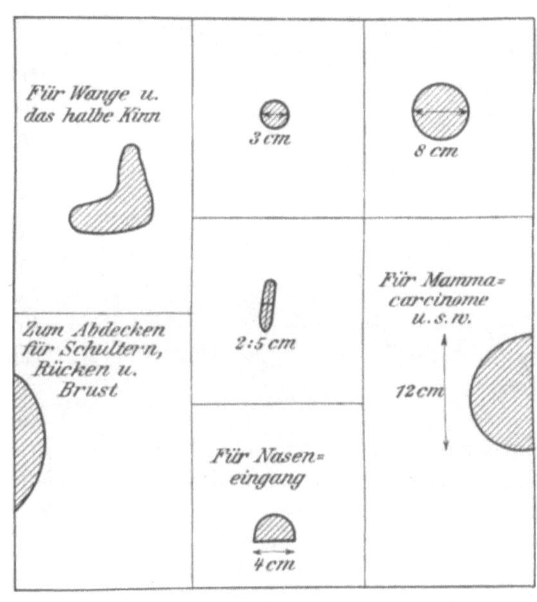

Fig. 27.
Einteilung eines Quadratmeter Bleiblech in die gebräuchlichen Formen der Schutzbleche.

An kleineren schutzbedürftigen Stellen ist das Bleiblech oft vorteilhaft durch eine doppelte Lage Hg-Pflastermull zu ersetzen, besonders als Schutz für die Augenbrauen bei Bestrahlungen der Stirn, zum Schutz der Brustwarzen und des Lippenrotes.

Die Bleiglasbrille ist auch in unserem Institut in Gebrauch, obwohl wir in den Fällen, in welchen wir — oft lange Zeit hindurch — wegen Bestrahlung der Lider und der Konjunktiva diese Stellen nicht schützen können, noch keine Schädigung des Auges gesehen haben; eine Schädigung des Nervus opticus ist zwar im Tierexperiment festgestellt, doch darf nicht vergessen werden, daß solche Dosen wie im Tierexperiment in der Therapie wohl niemals zur Verwendung kommen.

Bei allen unbedeckt getragenen Körperstellen ist in den Fällen, in welchen man mit einigen kleinen Dosen zum Ziel kommt, von jeder Abdeckung direkt abzuraten wegen der Gefahr der Pigmentation, welche bei empfindlichen Individuen selbst nach kleinsten Dosen auftreten kann. Eine Pigmentierung, welche sich allmählich in die Umgebung verliert, ist stets weniger auffällig als eine scharf umschriebene Bräunung, wie sie bei Abdeckung häufig auftritt.

Sind große Körperflächen zu bestrahlen, so kann man sich den Körper in Bestrahlungsbezirke einteilen und dann mit oder ohne Abdeckung arbeiten; verzichtet man auf Abdeckung, so muß man die Größe des gleichmäßigen Bestrahlungsbezirkes der betreffenden Röhre kennen und wissen, in welcher Weise die sich in der Peripherie der einzelnen Bezirke eventuell überkreuzenden Dosen sich summieren; die Einzelheiten dieser Frage sollen in der speziellen Therapie gelegentlich der Behandlung des Favus, wo sie eine große Rolle spielen, abgehandelt werden. Hier soll nur an einer schematischen Zeichnung dargestellt werden, in welchem Maßstabe die Strahlungsintensität einer Röhre nach der Peripherie hin abnimmt. Vergl. Fig. 28 (nach Kienböck).

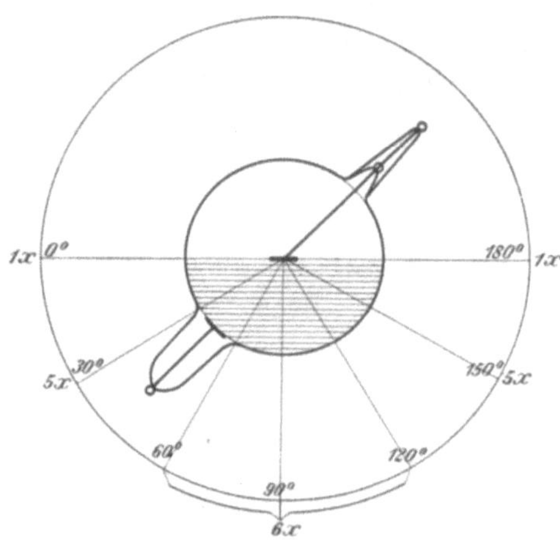

Fig. 28.

Dazu kommt noch diejenige Veränderung der Intensität, welche die betreffenden Hautstellen durch größere Entfernung vom Focus erleiden (auch die Intensität der Röntgenstrahlen nimmt im Quadrat der Entfernung ab).

Allgemeine Therapie.

Bevor wir die Frage erörtern, wie die normale menschliche Haut der einzelnen Körperregionen auf bestimmte Mengen von Röntgenstrahlen reagiert, müssen wir Stellung dazu nehmen, ob überhaupt eine gleichmäßige, gesetzmäßige Beziehung für die Haut aller Menschen und die verabreichte Strahlendose existiert, mit andern Worten, ob die Röntgenstrahlen allein eine Ausnahme von der Erfahrung bilden, daß auf dasselbe Agens die verschiedenen Individuen verschieden reagieren können. Ob es also eine Röntgenidiosynkrasie und eine Überempfindlichkeit gibt oder nicht. Die Frage der Existenz einer Idiosynkrasie ist von berufenster Seite entschieden verneint worden; aus dieser Tatsache kann man schon entnehmen, daß eine eventuell doch existierende Idiosynkrasie zu den Seltenheiten gehört.

Es sind in der Literatur mehrere Fälle von Allgemeinreaktion angeführt: urtikarielle, papulöse und den toxischen Exanthemen ähnliche Eruptionen — teils mit, teils ohne Fieber — zum Teil nach Bestrahlung zirkumskripter, zum Teil nach Bestrahlung ausgedehnterer Körperflächen. Es ist also als sicher festgestellt zu betrachten, daß auf Röntgenbestrahlungen hin Reaktionen vorkommen, die von den gewöhnlichen Reaktionen sehr verschieden sind — aber es ist aus den Angaben nicht klar zu ersehen, auf welche Dose hin eine derartige Reaktion erfolgte, und für diejenigen, welche zum Begriff der Idiosynkrasie gehörig als wesentlich ansehen, daß die absonderliche Reaktion auf geringste Mengen des betreffenden Agens erfolgen soll, ist hiermit der Nachweis einer Idiosynkrasie nicht erbracht.

Holzknecht glaubt, daß solche Exantheme nur im Anschluß an Röntgenverbrennungen auftreten, daß sie als toxische Exantheme aufzufassen sind, welche durch Resorption des zerfallenen röntgengeschädigten Gewebes bedingt werden.

Um nun dasjenige, was für die Praxis in dieser Frage interessiert, gemeinsam abhandeln zu können, will ich zunächst Jadassohns Definition von Idiosynkrasie geben:

„Idiosynkrasie nennen wir (mit dem Worte selbst an die alte Crasenlehre anknüpfend) die Eigenschaft einzelner Individuen, gegen bestimmte Reize, welche für das Gros der Menschen gleichgültig oder wenig wirksam sind, in besonderer Weise zu reagieren.

Die außergewöhnliche Reaktion kann einmal stattfinden gegenüber solchen Einwirkungen, welche an sich überhaupt nicht die Eigentümlichkeit haben, eine derartige Wirkung hervorzurufen; oder aber sie tritt auf solche Agentien hin ein, welche diese Fähigkeit besitzen, sie aber bei den meisten Menschen erst von einer bestimmten Stärke an ausüben, während einzelne Menschen schon auf die geringste „Dosis“ reagieren. Im letzten Fall kann man einfach von einer „Überempfindlichkeit“ sprechen, während im ersteren eine eigentliche Idiosynkrasie vorhanden ist.“

Für die Praxis hat die Überempfindlichkeit dieselbe Bedeutung wie die „eigentliche Idiosynkrasie“; beide treten gegen den Willen des Therapeuten ein und werden vom Patienten als Schädigung empfunden.

Oben handelte es sich um solche Fälle, in denen auf eine Röntgenbehandlung hin ein Symptomenkomplex aufgetreten ist, welchen wir sonst nach Röntgenbestrahlungen nicht finden; und es ist aus den angeführten Fällen auf das Vorhandensein einer Idiosynkrasie zu schließen. Diese Idiosynkrasie ohne gleichzeitige Röntgenverbrennung ist jedenfalls sehr selten; bei über 25000 Bestrahlungen habe ich z. B. keinen einzigen derartigen Fall beobachten können.

Nicht ganz so selten ist nach meiner Erfahrung die Überempfindlichkeit gegen Röntgenstrahlen. Diese Überempfindlichkeit ist nicht immer eine konstante, es ist z. B. aus der Literatur der Fall bekannt, daß eine Frau während der Menses auf eine Dose hin ein Erythem bekam, welche in der Zeit zwischen den Menses keinerlei Reaktion hervorrief. Eine Überempfindlichkeit normaler Haut ist mir persönlich nie begegnet — selbst die Angabe, daß bestimmte Hautpartien bei allen Menschen empfindlicher sind, so Handrücken, Kopfhaut und Lippenrot konnte ich bisher nicht mit Sicherheit bestätigen.

Dagegen zeigt das nebenstehende Bild (vergl. Fig. 29 a u. 29 b) einen Fall von Neurodermitis chron. disseminata des Gesichtes, bei welchem mehrmals auf $\frac{1}{3}$ Volldose nach Sabouraud-Noiré bei 7,0 Wehnelt die ekzematöse Fläche unter lebhaften Beschwerden mit Schwellung, Rötung, Bläschen und Krustenbildung reagierte, und zwar schon 4 bis 5 Tage nach der Bestrahlung, ein Symptomenkomplex, der — wie wir später sehen werden — vollkommen dem II. Reaktionsgrade entspricht und beim Gros der Menschen nur eintritt, wenn eine Volldose bei der Bestrahlung überschritten wird. Dies ist ein Beispiel für eine auf den Krankheitsherd beschränkte ausgesprochene Überempfindlichkeit, denn die gleichzeitig mitbestrahlte normale Haut zeigte nie eine Spur von Reaktion.

Diese Form der Überempfindlichkeit habe ich des weiteren einmal in einem Fall von leukämischen Tumoren im Gesicht auf $\frac{1}{3}$ Volldose hin, ein andermal bei einer Lepra maculosa am Oberschenkel auf $\frac{1}{2}$ Volldose hin beobachtet, nur daß in diesen Fällen nicht eine Reaktion II. Grades, sondern nur eine solche I. Grades eintrat — die Symptome deckten sich voll mit den später unter Reaktion I. Grades beschriebenen, nur war die Inkubation kürzer, als es dort der Fall ist; sie trat am 3.—5. Tag nach der Bestrahlung auf.

Diese Frage behandelte ich etwas ausführlicher wegen ihrer forensischen Wichtigkeit, und ich glaube aus den angeführten Gründen, daß der Gutachter theoretisch auf dem Standpunkt stehen muß, daß die Möglichkeit einer Idiosynkrasie sowie einer Überempfindlichkeit zugegeben werden muß. In konkreten Fällen wird es sich aber nicht um diese prinzipielle Frage handeln, sondern darum, ob in dem betreffenden Fall eine Idiosynkrasie oder Überempfindlichkeit vorliegen kann, oder ob ein Kunstfehler bei der Bestrahlung stattgefunden hat. Ob Idiosynkrasie, ob Überempfindlichkeit oder Kunstfehler vorliegt, festzustellen, das ist nur möglich, wenn irgend ein fester Anhaltspunkt über die Größe der verabreichten Dose oder Dosen gegeben ist. Die Entscheidung der Frage, ob nach dem jetzigen Stande unserer Technik der Radiotherapeut verpflichtet ist, nach irgend einer Dosierungsmethode seine Strahlenmengen zu verabreichen und eventuell darüber

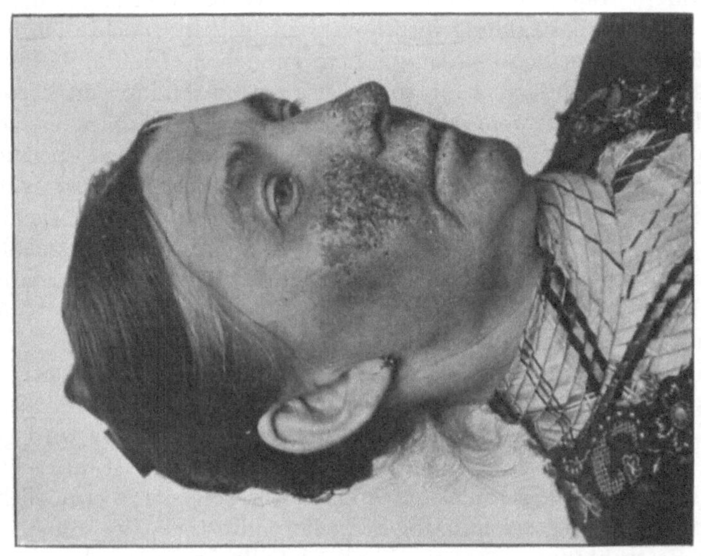

Fig. 29 b.
Atypische Reaktion II. Grades nach Bestrahlung
mit $^1/_3$ Volldose (umschriebene Überempfindlichkeit).

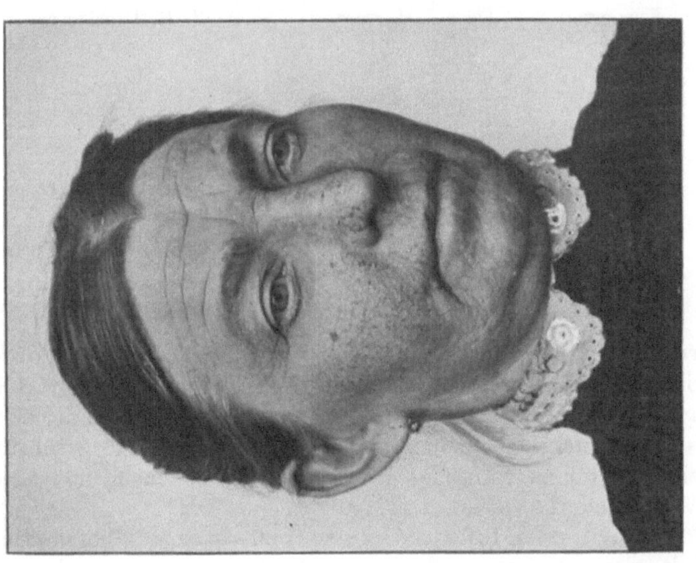

Fig. 29 a.
Neurodermitis chronica disseminata vor der Bestrahlung.

Buch zu führen oder nicht, das muß dem Ermessen des Gutachters resp. Richters überlassen bleiben.

Eine andere Frage, ob der Radiotherapeut verpflichtet ist, während der ganzen Röntgenbestrahlung im Zimmer zu bleiben, möchte ich mit andern Autoren verneinen, schon aus dem einfachen Grunde, daß einzelne Menschen, besonders bevor eine gewisse Gewöhnung eingetreten ist, durch den längeren Aufenthalt im Röntgenzimmer zu Kopfschmerzen neigen (ob mehr durch das monotone Geräusch oder die unvermeidlichen elektrischen Ausstrahlungen der Hochspannungskabel, ist nicht zu entscheiden), verpflichtet ist er aber auf jeden Fall, rechtzeitig die Bestrahlung zu beendigen oder durch den automatischen Ausschaltwecker beenden zu lassen, und unbedingt zu empfehlen ist, den Patienten nicht mit dem Apparat allein zu lassen, hier sollte der Arzt stets Hilfspersonal zur Verfügung haben.

Im radiotherapeutischen Institut der Charité finden Röntgenbestrahlungen in jedem einzelnen Fall nach den exakten Vorschriften eines Arztes und in dessen Gegenwart statt, jede Bestrahlung wird gebucht, und zwar in die hier wiedergegebenen Formulare; es ist dies nicht nur als Beleg für eventuelle forensische Fälle nötig, sondern es ermöglicht diese Art der Buchung bei auffällig schneller, günstiger Beeinflussung für spätere Bestrahlungen oder für ähnliche Fälle immer wieder genau dieselben Bestrahlungsverhältnisse herzustellen; auch wird eine wissenschaftliche und statistische Ausbeute der Krankengeschichten wesentlich erleichtert.

Datum	Körperteil	Dose	Härtegrad	Z. B. Psoriasis
1. I. 10	R. Handrücken ⎫ L. ,, ⎬ Stirn ⎭	je ¹/₃ E. D.	7,5 Wh	
8. I. 10	w. o.	je ¹/₃	**8,0** Wh	8. I. geringe Besserung
22. I. 10	w. o.	je ¹/₃	8,0	16. II. Deutliche Besserung 2. III. Psoriasis abgeheilt, nur mehr depigmentierte Flecke.

Die Frage, ob Radiotherapie außerhalb ärztlicher Institute durch Laien betrieben werden darf, harrt einer gesetzlichen Lösung, was im Hinblick auf die Gefährlichkeit der Methode bei ungenügender Vorbildung, sowie mit Rücksicht auf den möglichen Abusus zur Herbeiführung der Sterilisierung nur zu wünschen ist; gibt man doch auch den Laien nicht die Verabreichung differenter Medikamente frei.

Die Möglichkeit einer Idiosynkrasie sowohl als einer Überempfindlichkeit muß also zugegeben werden nach dem Gesagten; dennoch lassen sich Reaktionstypen, welche bestimmten Strahlenmengen entsprechen, für das Gros der Menschen feststellen. Man hat die Röntgenstrahlenreaktionen entsprechend den gewöhnlichen Verbrennungen in drei Grade eingeteilt. Der erste Grad besteht in einer Rötung und Schwellung der Haut, dies Symptom tritt mit einer Inkubation von 10 Tagen bis zu 3 Wochen auf, die Beschwerden — Jucken, Brennen oder stechende Schmerzen, die sich bis zur völligen Schlaflosigkeit steigern können — stehen zu dem klinischen Befund in einem gewissen Mißverhältnis. — Je später nach der Bestrahlung die Reaktion einsetzt, desto leichter pflegt sie zu verlaufen. So pflegt eine nach 14 Tagen auftretende Reaktion in weiteren 8—14 Tagen unter allmählichem Verschwinden der subjektiven Beschwerden nachzulassen und mit oder ohne leichte Schuppung der Haut zur Norm zurückzukehren, nur eine Pigmentation bleibt in den meisten Fällen zurück. Diese Pigmentation gehört aber nicht zum Wesen der Reaktion, vielmehr wissen wir, daß eine solche auch ohne vorhergehende Reaktion ganz schwachen Strahlendosen — ich habe sie schon nach $\frac{1}{4}$ Volldosen konstatieren können — nachfolgen kann. Die Pigmentation schwankt je nach der Individualität recht erheblich; feststehend ist nur, daß im allgemeinen Individuen

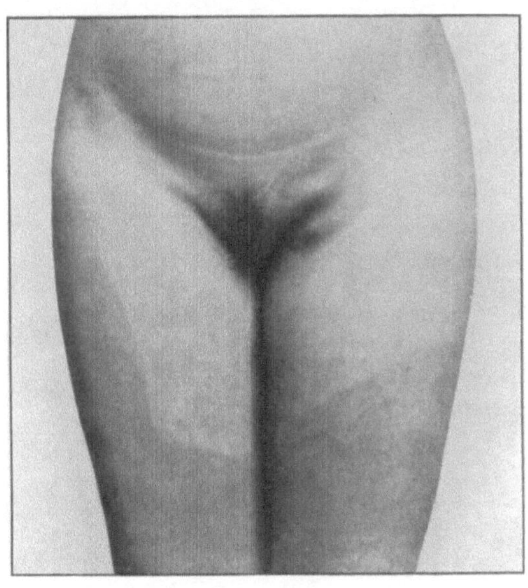

Fig. 30.

Pigmentierung der Oberschenkel nach Bestrahlung eines Bubo mit $\frac{1}{2}$ Volldose, obwohl durch Bleiblech die Umgebung auf ca. 30 cm für geschützt war.

mit dunklen Augen und Haaren stärker zur Pigmentbildung neigen als blonde. Die Pigmentierung ist entweder eine mehr gelbliche, manchmal mit einem Stich ins Grünliche, und dann meist bald verschwindend, oder eine ausgesprochen bräunliche — bis ins Schwarzbraune gehend —, welche über Jahre hinaus, vielleicht dauernd bestehen bleiben kann; die erste Form soll auf Ablagerung von Hämosiderin beruhen, die andere auf der Bildung echten Pigmentes (Ehrmann). Fig. 30 veranschaulicht eine hochgradige Neigung zur Pigmentbildung.

Man hat den ersten Reaktionsgrad noch als zu therapeutischen Zwecken zulässig erklärt — vielleicht gibt es Fälle, in welchen eine Heilung nur unter dieser Bedingung erfolgt, aber seitdem wir wissen,

daß nach einer einzigen Reaktion ersten Grades noch nach Jahren
eine entstellende Atrophie mit und ohne Teleangiektasien und mit
und ohne fleckige Pigmentverteilung auftreten kann, und daß diese
atrophischen Stellen in einzelnen Fällen zu malignen Neubildungen
disponieren können; seitdem solche ernsten Spätfolgen in unserer noch
so jungen Disziplin mehr zum Vorschein kommen, muß man es sich
doch reiflich überlegen, ob das zu beseitigende Übel es lohnt, den
Patienten einer derartigen, wenn auch nur in Ausnahmefällen eintretenden Schädigung auszusetzen.

Das beigefügte Bild (Fig. 31) zeigt eine Sklerodermie, welche sich auf einem Gebiete entwickelt hat, welches 4 Jahre zuvor einmal in eine Reaktion I. Grades versetzt war.

Die Reaktion II. Grades tritt schon 5—8 Tage nach der Bestrahlung auf. Zu den vorher beschriebenen Symptomen des ersten Grades treten von vornherein oder nach Verlauf weniger Tage Blasenbildung und Excoriation, eventuell auch starke Krustenbildung hinzu; dabei ist auffallend, daß die Verteilung der Bläschen über die unseres

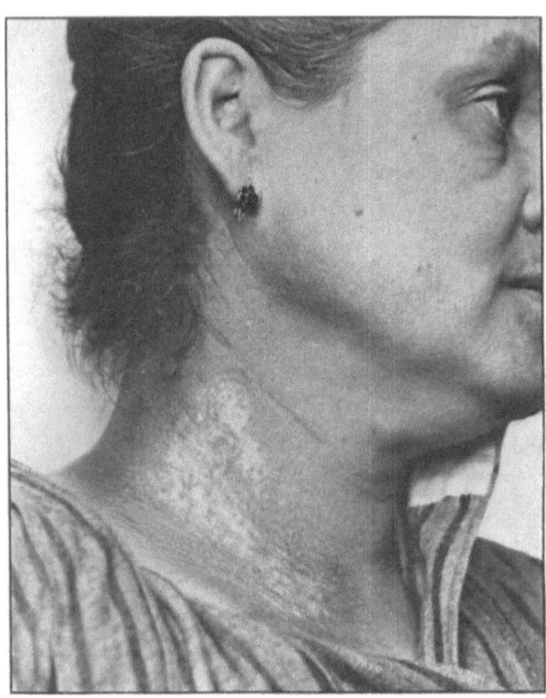

Fig. 31.
Sklerodermie als Spätreaktion nach einmaliger
Reaktion I. Grades vor 4 Jahren.

Wissens gleichmäßig bestrahlte Stelle recht unregelmäßig sein kann. Die
subjektiven Beschwerden sind entsprechend heftiger; die Abheilung dauert
länger— bis zu mehreren Monaten —, erfolgt noch spontan, aber endigt
nicht mit einer Restitutio ad integrum, sondern es bleiben mehr minder
starke Atrophieen zurück, auf denen sich in der Regel Gefäßerweiterungen
und fleckige Pigmentation einstellen, deren Grad recht verschieden sein
kann. Diese Atrophie wird im Gegensatz zu der eben erwähnten Spät-
atrophie nach kleinen Dosen gewöhnlich sofort manifest. Unter welchen
Bedingungen die so veränderte Haut karzinomatös werden kann, ist
noch nicht festgestellt. Daß noch irgendwelche Schädlichkeit später

hinzutreten muß, ist wahrscheinlich, denn glücklicherweise gehört dies
Vorkommnis doch zu den seltenen Ausnahmen. Einige Beobachtungen
können vielleicht in dieser Beziehung einen Fingerzeig geben: die Mehrzahl der Röntgenkarzinome sitzt an unbedeckt getragenen Körperstellen;
klinisch besteht außerdem eine auffallende Ähnlichkeit mit dem Xero-
derma pigmentosum, röntgen-atrophische Haut zeigt ferner eine
große Überempfindlichkeit gegen kurzwellige Lichtstrahlen, was mir
besonders in einem Fall von Lupus eryth. auffiel, der durch frühere
Behandlung Röntgenatrophie des ganzen Gesichtes hatte und auf eine
Quarzlampenbestrahlung aus 15 cm Entfernung und 6 Minuten Dauer
konfluierende Ulzerationen erhielt, deren Abheilung trotz aller therapeutischen Maßnahmen 4 Wochen in Anspruch nahm. Diese Beobachtungen lassen die Möglichkeit zu, daß das Licht einer der das Röntgen-
karzinom provocierenden Faktoren sein könnte, und aus diesem Grunde
habe ich bei bestehender Röntgenatrophie bei Aufenthalt in der Sonne
und speziell bei Hochtouren das Aufstreichen von 2 %igem Chininfirnis
empfohlen, welcher die aktinischen Strahlen genügend abhält. Sicher-
lich kommen aber oft andere auslösende Momente in Frage, denn ich
habe selber einen Fall beobachtet, in welchem sich etwa zwei Jahre nach
der letzten Bestrahlung in der Glutäalgegend zwei große, auch histologisch festgestellte Röntgenkarzinome entwickelt haben; in diesem
Fall liegt der Gedanke an eine mechanische Reizung durch Druck und
Reibung näher.

In selteneren Fällen kann die Reaktion ersten und zweiten Grades
ersetzt sein durch eine einfache Hyperkeratose auf leicht gerötetem
Grunde. Da die Bestrahlung einer schon reagierenden Fläche absolut
kontraindiziert ist, ist es wichtig, diese Art der Reaktion zu kennen;
denn bei einzelnen Krankheiten (Ekzem, Psoriasis) kann die Differentialdiagnose ernstlich in Frage kommen, ob schon Reaktion oder noch
Reste der ursprünglichen Krankheit vorliegen. Objektiv ist diese
Frage in einzelnen Fällen nicht zu entscheiden, nur das Vorhandensein
oder Fehlen von Beschwerden ist ausschlaggebend. Meine Patienten
haben auf Befragen — meist aber spontan — bei Reaktionen stets
angegeben, daß sie lebhafte Schmerzen empfunden haben, und zwar
5—10 Tage nach der letzten Bestrahlung. Dieser Schmerz ist von dem
früher eventuell vorhandenen Jucken nach Angabe der Patienten deutlich zu unterscheiden.

Das beigefügte Bild (Fig. 32) zeigt auf der Stirn den oberen Rand
einer hochroten, polsterartig geschwellten Reaktion I. Grades, während
die Mitte des Kopfes von einer Reaktion II. Grades eingenommen ist;
Bläschen, Krusten und Exkoriationen sind deutlich zu sehen.

Der III. Reaktionsgrad setzt noch früher ein als der II., etwa bis
zum vierten Tage nach der Bestrahlung; nachdem das oben beschriebene
Bild des II. Grades eine Zeit lang bestanden hat, beginnt die zentrale
Partie der betroffenen Stelle zu ulcerieren — ich habe die Ulceration

bis zu 4½ Monate nach der Bestrahlung einsetzen sehen — und sich
mit einem schmutzig-grünen, zähen, etwas schleimigen Belag zu überziehen. Langsam breitet sich die Ulceration peripherisch aus, um
sich schließlich, eventuell erst nach Monaten, endgültig zu demarkieren;
eine spontan eintretende Rückbildung und Heilung ist selten, jedenfalls ist es bei über fünfmarkstückgroßen Ulcera nicht ratsam, auf eine
Spontanheilung ad infinitum zu warten, da auch nach der Demarkation
noch unerträgliche Schmerzen die Regel sind. Während bis zur Entstehung des Ulcus die Schmerzen mehr kontinuierlich sind — die Intensität scheint in diesem Stadium wechselnd zu sein —, treten beim aus-
gebildeten Ulcus zu den konstanten Schmerzen bisweilen anfallsweise
Schmerzexazerbationen hinzu; es kommt zu Schmerzkrisen, denen
man ziemlich machtlos gegenübersteht, nur Anästhesin beseitigt in einzelnen Fällen prompt die Schmerzanfälle; dies Mittel scheint aber die Ab-
stoßung des nekrotischen Belages sehr zu hindern, wenn es nicht gar bei
fortgesetztem Gebrauch selbst Nekrose herbeiführt. Bei den Schmerz-
attacken konnte ich in einem Fall beobachten, daß von dem Wundrand
aus in die gesunde Umgebung hinein sich spinnen-

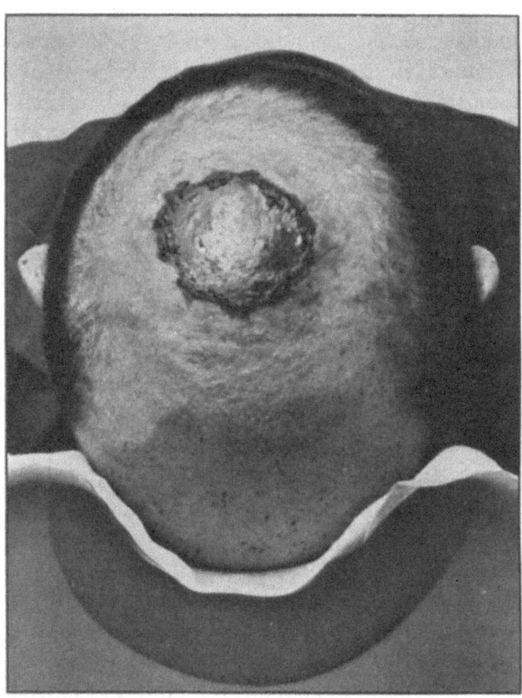

Fig. 32.
Reaktion I. Grades auf der Stirn.
Reaktion II. Grades auf dem Mittelkopf.

beinartig rote Ausläufer bildeten, welche mit nachlassendem Schmerz
wieder verschwanden; dieses doch wohl angioneurotische Phänomen
konnte mir über das plötzliche Auftreten und Nachlassen der Anfälle
keine Aufklärung geben, denn eine zufällig eintretende Hyperämie kann
die Ursache der Schmerzkrisen nicht sein. Wenn ich nämlich in den
schmerzfreien Zeiten durch Heißluftmassage mittelst „Föhn" starke
Hyperämie erzeugte, konnte ich keine Schmerzanfälle hervorrufen,
im Gegenteil rief diese Behandlung, wenn sie nicht übertrieben wurde,

ein wohltuendes, leichtes Prickeln hervor, dieser Erfolg war aber stets recht vorübergehend; hingegen lockerte sich dadurch der Belag schon nach wenigen Tagen etwas und ließ einige Granulationen auf dem Grunde erscheinen. — In der Mehrzahl der Fälle von Röntgenulcus wird man, nachdem eine weitere Ausbreitung des Ulcus mit Sicherheit auszuschließen ist (die Demarkation tritt mitunter erst nach 5—6 Monaten ein) nach unserer jetzigen Kenntnis dem Patienten zur Operation raten müssen. Selbst gründlichstes Auskratzen und breites Umschneiden der Ulceration konnte es in einzelnen Fällen nicht verhindern, daß ein transplantierter Lappen wieder abfiel; es ist anscheinend noch nicht

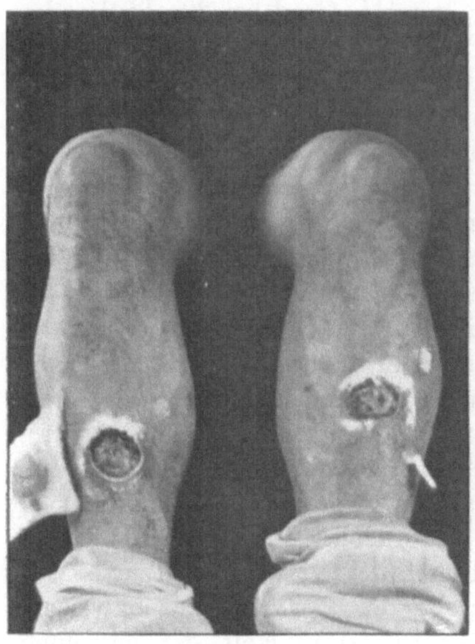

Fig. 33 a.
Röntgenulcera auf beiden Schienbeinen
bis auf das Periost reichend.

Fig. 33 b.
Abheilung nach Operation.

möglich, festzustellen, wieweit das scheinbar gesunde Gewebe der Umgebung derart verändert ist, daß es ein Anwachsen der transplantierten Lappen verhindert. Wo es daher die Lokalität gestattet, ist es ratsam, mit breit gestielten Lappen zu decken und den Stiel erst zu durchtrennen, wenn sich vom Lappen in die Umgebung hinein genügend Gefäße gebildet haben.

Das erste Bild (Fig. 33 a und 33 b) zeigt die Ulceration beider Schienbeine demarkiert, das zweite die Heilung nach der Operation, die auf der rechten Seite in gedrehten, gestielten Lappen bestand, der Lappendefekt ist mit Thierscher Transplantation gedeckt, die Ulceration des linken Unterschenkels ist mit Brückenlappen gedeckt, und die Defekte

4*

sind unter Zuhilfenahme eines Entspannungsschnittes zusammengezogen. —

Empirisch exakt festgelegt ist nur die Dose, welche die Reaktion I. Grades herbeiführt, es ist dies die sogenannte Erythemdose. In neuerer Zeit ist die frühere Erythemdose nach Sabouraud - Noiré die sog. „Teinte B" so festgesetzt, daß bei ihr gerade noch kein Erythem auftritt, ich habe sie deshalb als „Volldose" bezeichnet, es ist diejenige Dose, die zur Epilation bei Erwachsenen genügt. Eine geringe Überschreitung dieser Dose führt zur Reaktion ersten Grades, dem Erythem. Wo die Grenze zwischen Reaktion I. und II. Grades liegt, kann ich aus eigener Erfahrung nicht angeben; nach den Lehrbüchern tritt der II. Grad ein bei 13—16 H oder 32 X, der III. Grad bei 22—28 H oder 56 X; eine Volldose nach Sabouraud-Noiré = 5 H = 10 X. Ob bei der glücklicherweise doch geringen Erfahrung über die Nekrosen die Grenzen so exakt festgelegt werden können, scheint mir fraglich; entstehen doch meist die Nekrosen und Ulcera gerade in den Fällen, in denen nicht dosiert worden ist, und tierexperimentell ist diese Frage, wie wir sehen werden, nicht zu entscheiden, da Tier- und Menschenhaut in ihrem Verhalten gegen Röntgenstrahlen völlig inkommensurable Größen sind. Nach meinen Beobachtungen kann ich nicht annehmen, daß die Grenzen zwischen Reaktion II. und III. Grades so weit auseinanderliegen, denn sonst müßte man doch alle Reaktionsgrade einigermaßen gleichmäßig zu Gesicht bekommen oder sogar die Reaktion II. Grades etwas häufiger sehen; dies ist aber nicht der Fall. Außer der abgebildeten Reaktion ersten und zweiten Grades habe ich keine weitere Reaktion II. Grades gesehen, während Ulcera leider noch nicht zu den Seltenheiten gehören. Auf welche Dosen hin die Ulcera entstanden sind, kann ich nicht mitteilen, da wir prinzipiell jede Mitteilung des Patienten über den Urheber der Reaktion zurückweisen. Vielleicht ist diese Beobachtung über die Häufigkeit der einzelnen Reaktionsformen auch im Material begründet, viele Patienten werden ihren Therapeuten erst auf Grund einer Verbrennung III. Grades verlassen und anderweitig Hilfe suchen, während die Reaktion I. und II. Grades wohl häufig unter den Händen des Urhebers ausheilt.

Allen bisher beschriebenen Reaktionen gemeinsam ist, daß sie nach einer Inkubationszeit einsetzen, daß sie um so heftiger verlaufen und um so längere Zeit zur Abheilung gebrauchen, je kürzer die Inkubation war. Während der Entwickelung breitet sich die Erkrankung zentrifugal aus, die Abheilung erfolgt zentripetal. Dies sind die Reaktionsformen bei den gewöhnlich gebrauchten Röhren vom Härtegrad 7 und mehr Wehnelt; seitdem ich zu bestimmten Zwecken Röhren von 2 Wehnelt und weniger in Gebrauch nehme, habe ich auch noch weitere, regelmäßig wiederkehrende Symptome kennen gelernt, die in diesen Rahmen der Reaktionen nicht passen. So entsteht auf ulcerierten Hautstellen (Ulcera cruris varicosa) bei diesem niedrigen Härte-

grad schon nach $^1/_5$, $^1/_4$ und $^1/_3$ Erythemdose — gemessen nach Sabouraud - Noiré — ein bis mehrere Tage nach der Bestrahlung ein intensiv
grünlicher, festhaftender Belag, und zwar ohne alle subjektiven Emp-
findungen; ja die vorher vorhandene Schmerzhaftigkeit ließ in einzelnen Fällen schon auf diese kleinen Dosen hin nach; der Belag stößt
sich nach 4—5 Tagen (selten etwas später) unter indifferenter Behandlung
ab und macht lebhaft roten Granulationen Platz.   Diese Erscheinung
wiederholt sich ganz gleichmäßig bei jeder neuen Bestrahlung.

Bei größeren Dosen ($^3/_4$ bis ganze Erythemdose) dieser überweichen Strahlen trat bei intakter Haut 6—14 Tage nach der Bestrahlung Rötung und Schwellung der Haut ein, welche dann einer erheblichen Braunfärbung Platz machte und schließlich unter ziemlich großlamelliger Abschuppung, die bis zu 8 Wochen dauern kann, wieder normale Haut zu Tage treten ließ. Auffällig war hierbei das Fehlen der Schmerzen, es bestand nur leichtes

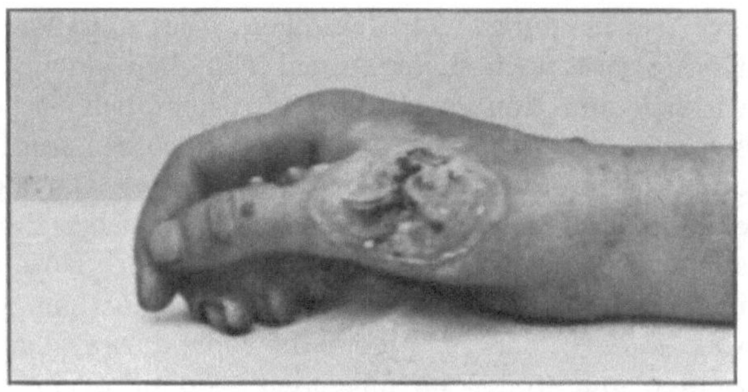

Fig. 34 a.

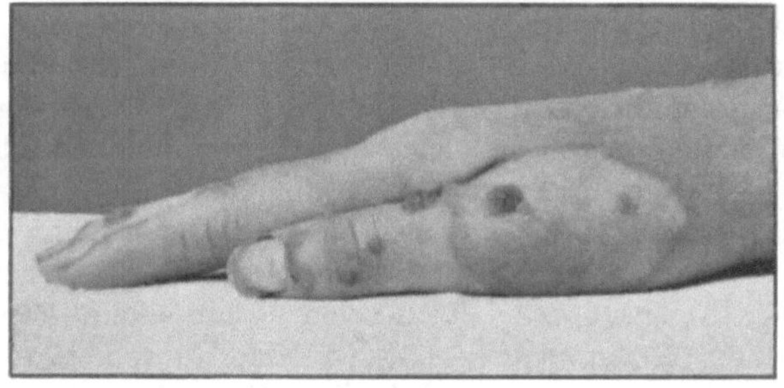

Fig. 34 b.

Jucken, welches die Patienten erst auf Befragen angaben. In einem
der Fälle wurde mit einer Röhre von 2,5 Wehnelt auf den Handrücken eines Kindes (multiple Warzen) versehentlich eine volle Dose
verabreicht, 3 Tage nach der Bestrahlung hob sich die Haut genau
entsprechend der ovalen Abdeckungsgrenze in einer großen Blase ab,
unter welcher eine hochrote, nässende Fläche sichtbar wurde. Dies
Kind klagte — ausnahmsweise — über brennende Schmerzen; unter
Zinkpaste ließen die Beschwerden nach. Die Abbildung (Fig. 34 a)
zeigt die Ulceration nach Entfernung der Blasendecke, und das zweite
Bild (Fig. 34 b) zeigt, wie die Überhäutung am vierten Tage nach dem
Auftreten der Blase schon wieder beendet ist; die Warzen, derent-
wegen bestrahlt wurde, sind erhalten geblieben.

Allgemein läßt sich über die Reaktion dieser ganz weichen Strahlung nur sagen, daß dieselbe milder und schneller abläuft als bei gleichen Dosen härterer Strahlung, auch wenn man nach dem Aussehen im Beginn auf eine schwerere Schädigung schließen müßte. (Diese Beobachtungen sind allerdings erst im letzten Jahr gewonnen — wie die Haut später sich ändern wird, bleibt abzuwarten —, näheres im spez. Teil unter „Naevi flammei".)

In den Rahmen der bisher beschriebenen Reaktionen läßt sich eine Erscheinung nicht einfügen: die sog. Vor- oder Frühreaktion. Es herrscht noch nicht einmal Einigkeit darüber, ob diese Reaktion wirklich den Röntgenstrahlen zuzuschreiben ist, oder ob sie ihre Entstehung andern neben der Röntgenstrahlung auftretenden Entladungsformen der Elektrizität verdankt. Da die Frühreaktion nicht experimentell zu erzeugen ist, sondern bisher nur zufällig auftrat und auch bei demselben Individuum bei gleicher Dose unter derselben Röhre nicht willkürlich zu wiederholen ist, nachdem sie einmal aufgetreten war, müssen wir auf eine Erklärung dieses Phänomens vorläufig verzichten und wollen im folgenden — ohne eventuell irreführende Hypothesenaufstellung — nur die Tatsachen registrieren. Die Frühreaktion tritt mit einer Inkubation von 6 und mehr Stunden auf; klinisch ist sie der Lichtreaktion durch kurzwellige Strahlen völlig gleich; unter mäßigem Jucken und Brennen tritt Rötung und Schwellung der Haut auf, welche nach etwa 24 Stunden ihren Höhepunkt erreicht hat und unter indifferenter Behandlung (Salbe oder feuchte Umschläge) in wenigen Tagen unter leichter Abschuppung mit oder ohne Hinterlassung einer leichten Pigmentation abheilt. Das Auftreten dieser Reaktion ist von der Größe der verabreichten Dose nicht abhängig; ich sah dieselbe einmal nach $\frac{1}{4}$ und einmal nach $\frac{1}{3}$ Erythemdose auftreten. An der Eigenart der betreffenden Röhre allein kann das Auftreten der Frühreaktion nicht liegen, denn eine Röhre lieferte mir nach der 700. Bestrahlung zum ersten Male diese Erscheinung, danach nicht mehr, auch nicht bei dem betrefffenden Patienten, obwohl ich eine symmetrisch gelegene, ganz analoge Hautstelle nur wenige Tage später mit ganz gleicher Dose bestrahlte. Dieser Fall beweist auch, daß es sich bei der Vorreaktion nicht um eine konstante individuelle Disposition handelt, wie z. B. bei der Pigmentierung, sondern — wenn überhaupt — um eine zeitweilige Idiosynkrasie. Die elektrischen Entladungen der Röhre, ihr Fluoreszenzlicht, das eventuell vorhandene ultraviolette Licht, können theoretisch als ätiologische Faktoren in Frage kommen. Die klinische Ähnlichkeit des Bildes mit der Lichtreaktion sowie der Umstand, daß ich meine ersten Frühreaktionen bei blonden, also lichtempfindlichen Individuen beobachtet habe, haben mich veranlaßt, für die Wahrscheinlichkeit der Mitwirkung der ultravioletten Strahlen einzutreten; nachdem ich mich aber in einem Falle heftigster Frühreaktion überzeugt habe, daß die betreffende Röhre keine ultravioletten Strahlen im Spektrogramm nachweisen ließ, bin ich von dieser Annahme zurückgekommen, halte sie jedenfalls noch nicht für erwiesene, einzige Ursache. — Das Glühen des Antikathodenspiegels ist jedenfalls keine Bedingung für das Zustandekommen der Frühreaktion; es fehlte in zwei meiner Fälle vollkommen. Bei Verabreichung einer ganzen Dose kann nach Abheilen der Vorreaktion nach 10—14 Tagen die typische Reaktion I. Grades nachfolgen. Jetzt schon bestimmte Krankheiten als besonders für Frühreaktionen praedisponiert bezeichnen zu wollen, halte ich für verfrüht; es mag nur erwähnt werden, daß die Vorreaktion bei Basedow und Leukämie beobachtet ist, sie kam aber auch bei anderen Fällen, z. B. Sycosis non parasitaria eines sonst gesunden Mannes vor; prozentuale Angaben stehen noch aus.

Eine weitere Röntgenschädigung, die Knochenwachstumsstörungen bei jugendlichen Individuen, hat große Bedenken gegen die Röntgenbestrahlungen bei Kindern hervorgerufen, meines Erachtens zu Unrecht. Die Befürchtungen in dieser Richtung stammen von Beobachtungen am neugeborenen Tier oder gar von einem im intrauterinen Leben schon bestrahlten Tier. Weiter unten werde ich nachweisen, daß die Organe vom Versuchstier und Kind für die Röntgenstrahlen nicht vergleichbare Größen sind. Am Menschen ist meines Wissens kein einwandfreier Fall von Knochenwachstumsstörung ohne gleichzeitige Verbrennung III. Grades der Haut bekannt geworden. Zunächst scheiden einmal alle Fälle der typischen Hemiatrophia facialis aus; für diese gar nicht so seltene Erkrankung ist in jedem Falle erst eine andere Ätiologie auszuschließen; dies ist in den bisher bekannten Fällen meines Wissens nicht geschehen. Gerade diese Fälle von Hemiatrophia facialis werden am häufigsten für die fragliche Schädigung angeführt, dagegen ist bei Bestrahlung der Hände kein derartiger Fall beim Menschen bekannt geworden, obwohl doch hier die als Filter dienenden überlagernden Weichteile in der Regel dünner sind als die Weichteile des Gesichtes bei Kindern.

Aus eigener Erfahrung kann ich sagen, daß ich bei den z. B. wegen Tbc. verrucos. cutis an Kinderhänden und -füßen oft durch Monate hindurch fortgesetzten Bestrahlungen keine Knochenstörungen gesehen habe, obwohl ich in einzelnen Fällen sogar bis zur Reaktion ersten Grades bestrahlt habe. Das Alter dieser Kinder schwankte von 3 bis zu 8 Jahren.

Außer diesen akuten Reaktionen, die wir ruhig auch als Röntgenschädigung bezeichnen können, kennen wir die chronischen Schädigungen, welche meist den Therapeuten betreffen (hier sehe ich von den Berufsschädigungen in der Röntgenindustrie ab), und welche sich mit Sicherheit vermeiden lassen, so daß wir hoffen können, daß, nachdem unsere Kenntnisse über die konstante Einwirkung auch kleinster Strahlenmengen sich vermehrt haben, diese Formen hoffentlich verschwinden und nurmehr historisches und physiologisches Interesse haben werden. Gemeinsam ist dieser Reaktionsgruppe, daß sich die Symptome ohne warnendes Vorzeichen ganz allmählich entwickeln. Da es sich um Einwirkung kleinster nicht abgemessener Dosen handelt, sondern um ganz gelegentliche fahrlässige Expositionen, sind Angaben über die auslösende Strahlenmengen und die Häufigkeit der erforderlichen Einwirkung nicht zu geben. Diese Unkenntnis über die zur chronischen Röntgenschädigung nötige Dose rechtfertigt die Forderung, daß der Röntgentherapeut nur mit einer Röhre arbeitet, welche für ihn und den Patienten den erforderlichen Schutz durch Abblendung der Strahlen nach jeder anderen als der beabsichtigten Richtung hin bietet. Es ist dies mit Hilfe des früher erwähnten sechseckigen Blendenkastens ohne nennenswerte Beschränkung in der Bewegungsfähigkeit möglich. Es muß zum Grundsatz werden, auch unter die so abgedeckte Röhre niemals zu fassen, während die Röhre im Betriebe ist.

Die klinischen Erscheinungen dieser chronischen Röntgenschädigungen können dieselben sein wie die unter den Folgezuständen des II. und III. Reaktionsgrades beschriebenen; daneben beobachten wir aber auch andere Bilder, die naturgemäß fast ausschließlich als Erkrankungen der Hände beschrieben sind. Es kann zu einer lividen bis braunen Verfärbung der Haut kommen; hierbei ist die Haut infiltriert, die natürliche Fältelung derselben vertieft. Eine andere, wahrscheinlich hochgradigere Form besteht in einer mehr diffusen oder zirkumskripten (warzenähnlichen) Hyperkeratose, auch eine Kombination dieser beiden Formen kann man beobachten, so daß einzelne derbe Warzen auf diffus hyperkeratotischem Grunde angetroffen werden. Der Nagelfalz neigt besonders zur Verhornung. Diese Veränderungen können aber auch auf atrophischem Grunde mit und ohne Teleangiektasien auftreten. Die schwerste Schädigung besteht in einer sklerodermieartigen Veränderung der Haut; die prallgespannte, brettharte Haut leidet natürlich schon unter den leichtesten Traumen erheblich, so daß es zu ähnlichen Erscheinungen kommen kann wie bei der Raynaudschen Krankheit; selbst Sehnennekrosen, die zur Krallenhandbildung führten, sind beschrieben worden. Die Neigung aller röntgengeschädigten Haut — besonders bei den hyperkeratotischen Formen — zur malignen Entartung erhöht die Schwere des Krankheitsbildes. Von Schädigungen anderer Körperteile ist mir nichts bekannt mit Ausnahme des Einflusses auf die Spermatozoen. Hier konnte ich einen Fall genauer verfolgen; in dem betreffenden Institut war ein Bleischutzhäuschen vorhanden, aber die Röhren waren nicht durch Blendenkästen geschützt, der Betrieb dauerte täglich ungefähr 4 Stunden, die Exposition des betreffenden Kollegen fand nur bei gelegentlichem Betreten des Zimmers zur Kontrolle der Röhre und der Lagerung des Patienten — also nicht allzuhäufig — statt. Nach fünfmonatlicher Tätigkeit trat, ohne daß eine Oligospermie vorher zu konstatieren gewesen war, teilweise Nekrospermie auf, welche im Laufe der nächsten drei Monate sich auf alle Spermatozoen ausdehnte und konstant blieb; im weiteren Verlauf wurden Spermatozoen, an welchen nur noch Kopf- und Mittelstück vorhanden waren, die Geißel aber fehlte, immer häufiger. Schließlich fanden sich im Ejakulat nurmehr körnige Massen und einige Gebilde, welche Ähnlichkeit mit dem Kopfteil der Spermatozoen hatten, ohne daß Reste des Mittelstückes nachweisbar gewesen wären. Dies war der Status nach ungefähr $^5/_4$ jähriger Tätigkeit. Von welchem Zeitpunkt an eine Restitutio ad integrum in der Funktion der Hoden noch möglich ist, läßt sich zur Zeit für den Menschen noch nicht sagen, und wir werden später sehen, daß Schlußfolgerungen vom Tierexperiment auf den Menschen nur äußerst bedingt zulässig sind. Aus dem Gesagten geht ebenfalls hervor, daß ein Bleihäuschen nicht die ideale Form des Schutzes ist, die Abdeckung der Röhre selbst scheint mir unerläßlich. Eigene Erfahrungen über entsprechende Ovarialschädigungen fehlen mir, für eine große Empfindlichkeit der Ovarien sprechen aber die sonstigen Beobachtungen, aber auch ausbleibende Menstruationsstörungen würden nicht gegen eine Schädigung der Ovarien sprechen, da wir nicht wissen, wieweit die Erscheinungen der Menstruation ein völliges Intaktsein der Ovarialfunktionen voraussetzen.

Weit mehr als diese Erscheinungen, die an normaler Haut hervorgerufen werden können, und welche mit Ausnahme der Frühreaktion nur durch Dosen, welche eine bestimmte Größe überschreiten, ausgelöst werden, interessieren uns hier die Veränderungen, welche die Röntgenstrahlen in gewissen pathologischen Geweben hervorrufen, Veränderungen, welche unter bestimmten Kautelen auf das erkrankte Gewebe sich beschränken, und welche dazu führen können, daß dieses zur Norm zurückkehrt oder durch narbiges Gewebe ersetzt wird.

Die Röntgenstrahlungen sind quantitativ und in ihrer qualitativen Zusammensetzung so variabel, und man kann die einzelnen Arten in so verschiedener Dosis und Kombination geben, daß uns die verschiedensten Effekte ihrer Einwirkung nicht überraschen dürfen, aber es ist auch selbstredend, daß es nicht dem Zufall überlassen werden darf, welche der verschiedenen Einwirkungsarten im einzelnen Fall eintritt; erst nachdem wir die Wirkungsweise jeder einzelnen Strahlungsqualität und Menge genau kennen, dürfen wir sie therapeutisch verwerten. Diese Forderung scheint selbstverständlich, gerechtfertigt wird sie aber, wenn man konstatieren muß, daß an Stelle harmloser Ekzeme durch diese „Therapie" störende Atrophie, an Stelle einer Seborrhoea faciei eine Verbrennung gesetzt wird, wenn operable Schleimhautepitheliome zur Wucherung gebracht werden, wenn bei Hyperidrosis manuum bis zu wiederholten Reaktionen bestrahlt wird, wo wir doch wissen, welche Konsequenzen jede wiederholte Reaktion haben kann. Das Bedürfnis nach einer exakteren Indikationsstellung ist also dringend, und ich halte es für geboten, schon aus dem bisher Gesagten die nötigen Konsequenzen hierfür zu ziehen. Wie für jede Therapie muß auch für unsere Disziplin der oberste Grundsatz das primum non nocere sein.

Da wir wissen, daß nach einer Reaktion die Möglichkeit einer dauernden Schädigung gegeben und eventuell nicht mehr aufzuhalten ist, so dürfen wir nur diejenigen Erkrankungen mit Röntgenstrahlen behandeln, welche sich ohne Reaktion der Heilung zuführen lassen. Dies dürfen wir so lange, als unsere jetzige Beobachtung nicht widerlegt wird, daß ohne voraufgegangene Reaktionen bei therapeutischen abgemessenen Dosen keine dauernden Schädigungen stattfinden. Ich drücke mich deshalb so vorsichtig aus, weil wir bei den chronischen Röntgenschädigungen gesehen haben, daß eine voraufgegangene Reaktion nicht mit Sicherheit als die conditio sine qua non für die Dauerschädigung festzustellen ist; wir müssen aber erst die Größe dieser auslösenden Dose kennen lernen und dann in der Therapie darauf Rücksicht nehmen. Nur ein einziger Fall (Fig. 35) ist mir in jüngster Zeit bekannt geworden, in welchem nach häufigen Wiederholungen kleiner und mittlerer Dosen (es wurde vom März bis Juni 1907 18 mal

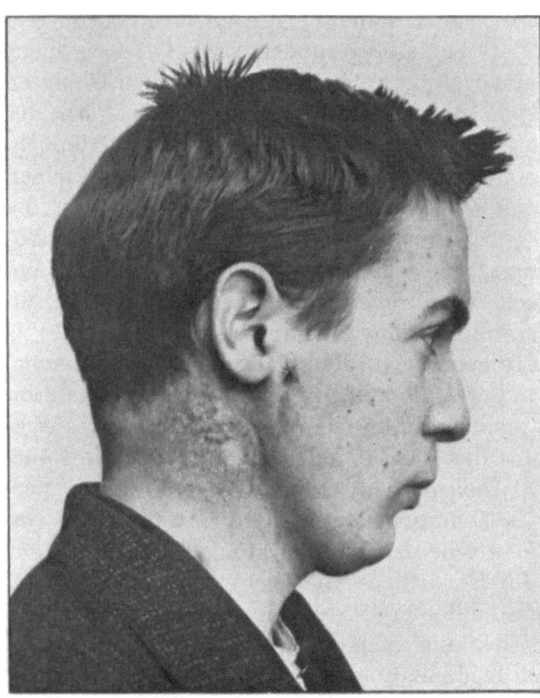

Fig. 35.
Fleckige Pigmentverteilung und Gefäßerweiterung ohne vorangegangene Reaktion.

bestrahlt) es doch schließlich zu einer Atrophie mit Teleangiektasien gekommen ist, ohne daß jemals von uns oder dem Patienten eine Reaktion wahrgenommen worden ist. Dieser Fall lehrt, wenn man es ausschließt, daß eine leichte Reaktion übersehen worden ist, daß auch ohne Reaktion bei lange fortgesetzten Bestrahlungen eine Atrophie auftreten kann; es ist also gewiß gerechtfertigt, bei längere Zeit hindurch geübten Bestrahlungen größere — monatelange — Pausen eintreten zu lassen. Einen bestimmten Zeitpunkt für das vorläufige Abbrechen der Röntgenbehandlung auf Grund dieses einen Falles festzusetzen, ist natürlich nicht angängig; jedoch halte ich es für wichtig, die Aufmerksamkeit auch auf diesen Punkt zu lenken. Überall, wo eine Beseitigung des pathologischen Prozesses — diese Fälle sind sehr selten — nur mit einer Reaktion zu bewerkstelligen ist, muß die Frage lauten: sind die immer möglichen Folgen der Reaktion ein geringeres Übel als das Weiterbestehen der ursprünglichen Erkrankung? Auch bei rigorosem Festhalten an diesem Satz hat sich mir die Röntgentherapie als ein sehr weites Feld bewiesen. Bei dieser Indikationsstellung mußte es meine Aufgabe sein, herauszufinden, welches die kleinsten Dosen sind, auf welche hin die einzelnen Erkrankungen gewöhnlich sicher und in möglichst kurzer Zeit abheilen.

Nunmehr müssen wir der Frage näher treten, welche Wirkungsweisen der Röntgenstrahlen auf pathologisch verändertes Gewebe kennen wir? Am schnellsten führt hier die Beobachtung einiger ganz alltäglicher Fälle zum Ziele. Wir sehen bei Alopecia praematura wieder Haare wachsen, tuberkulöse Ulcerationen überhäuten sich, torpide Wundflächen bilden Granulationen usw. In anderen Fällen sehen wir Haare vorübergehend ausfallen und sich wieder bilden, Fingernägel können nach der Bestrahlung transversale Furchen (Beausche Linien) zeigen. Bei einer letzten Gruppe von Erkrankungen sehen wir Gewebsmassen sich zurückbilden und definitiv verschwinden, ich brauche nur an die Therapie der Warzen, Epitheliome und Keloide zu erinnern. Abstrahieren wir in dieser Serie von Erscheinungen von den Einzelfällen und drücken das, was wir beobachtet haben, allgemeiner aus, so sehen wir, daß wir eine uns längst aus der Physiologie bekannte Stufenfolge vor uns haben, nämlich

1. die Steigerung der der betreffenden Zelle zukommenden physiologischen Tätigkeit (Reizwirkung im eigentlichen Sinn),
2. die Zellähmung mit nachfolgender völliger Restitution,
3. den Zelltod.

Wenn wir diese drei Reizstufen in ihrem Zustandekommen näher verfolgen, so sehen wir, daß sie von der Größe der Strahlendose abhängen, und zwar von der Größe der zur Wirkung kommenden d. h. absorbierten Strahlenmenge. Die Größe der Lähmungsdose für die Haarpapille ist am besten erforscht, sie liegt zwischen $3/4$ und einer ganzen Volldose nach Sabouraud-Noiré, es ist dies die Epilationsdose; für andere Gewebe oder Organe ist eine gleich feste Grenze nicht gegeben, so wissen wir z. B., daß die Schweißdrüsen oft auf $4/5$ und $1/1$ Volldose hin in ihrer Sekretion nicht nachweisbar beschränkt werden; so konnte ich konstatieren, daß zur Epilation für Kinder und Erwachsene annähernd gleiche Dosen erforderlich sind, während für die Beschränkung der Schweißsekretion die Lähmungsdose mit dem Alter und in den verschiedenen Fällen soweit schwankt, daß man sagen kann, die Schweißdrüsen Erwachsener sind mit den nach meiner Anschauung höchst zulässigen Dosen oft überhaupt nicht, bei jüngeren Individuen und in Ausnahmefällen dagegen häufig durch kleinere Dosen zu lähmen. (Nebenbei bemerkt schwankt die Epilationsgrenze bei Tieren noch in weiteren Grenzen wie beim Menschen die Dose zur Schweißdrüsenlähmung, so daß man einzelne Tiere zu Tode bestrahlen kann, ohne daß es zur Epilation kommt.)

Für andere Gewebe ist die Lähmungsdose noch völlig unbekannt, wahrscheinlich weil ein praktisches therapeutisches Bedürfnis, dieselbe kennen zu lernen, bisher nicht vorlag; ich sehe hierbei von der Behandlung der Seborrhoea oleosa faciei ab, weil es bei diesen Fällen noch die Frage ist, ob überhaupt eine Zellähmung (Talgdrüsenlähmung) stattfindet, oder ob es sich nur um eine Änderung der Konsistenz resp. der Zusammensetzung des Sekrets handelt. Die klinische Beobachtung zeigt weiter, daß zur Erzielung einer Erhöhung der Zellenergie kleinere Dosen als Lähmungsdosen verabreicht werden müssen. Auf eine einzige derartige kleine Dose hin habe ich niemals klinisch eine Reizwirkung konstatieren können, sondern nur bei wiederholten, in bestimmten Intervallen erfolgenden Bestrahlungen; ihre Zahl, sowie die Länge der Intervalle ist je nach der Ausdehnung und besonders nach der Art der Erkrankung sehr verschieden — wie in der speziellen Therapie ersichtlich sein wird. Ob die Frühreaktion und die eigentümliche Reaktion der Ulcera cruris, die ich als Bildung eines schmierigen, schnell wieder verschwindenden Belages beschrieb, hier als Ausnahmen und als Belege für Reizwirkungen nach einmaliger kleiner Dose angeführt werden können, ist zweifelhaft; in beiden Fällen handelt es sich jedenfalls gar nicht um die Erhöhung der den betreffenden Zellen eigentümlichen Energie, was wir in der Definition für „Reizwirkung" doch forderten.

Für die dritte Stufe sind unsere Kenntnisse wieder etwas genauere. Wir wissen, daß der Zelltod, die Nekrobiose, vieler pathologischer Zellen herbeigeführt wird durch Dosen, welche nahe bei den Lähmungsdosen liegen. Dieser Effekt ist bisweilen mit einer einzigen derartigen Dose zu erreichen, bisweilen sind mehrere Dosen hierzu erforderlich. Es muß hervorgehoben werden, daß viele Zellarten zum Absterben gebracht werden können, ohne daß es dabei zu einer der oben beschriebenen Reaktionsformen kommen müßte, eine Tatsache, die uns noch eingehend beschäftigen wird.

Die Auslösung dieser drei Stufen ist nun nicht nur den Röntgenstrahlen eigentümlich, sondern ist durch jeden, in den erforderlichen Stärken abstufbaren Reiz zu erreichen, z. B. durch Stoß, Wärme, faradischen Strom und andere elektrische Entladungsformen. Bei der engen und charakteristischen Beziehung, die in diesen Fällen zwischen der Größe der einwirkenden Energie und der Stufe des Effektes besteht — natürlich immer nur für eine bestimmte Gewebsart —, möchte ich im folgenden, um kurz sein zu können, diese Wirkungsart die „quantitative Wirkung" nennen.

Zur Herbeiführung der ersten und dritten Stufe der quantitativen Wirkung ist meist wiederholte Verabreichung bestimmter Größen nötig, und zwar unter Vermeidung einer Reaktion. Mit welchen Dosen und in welchen Zeitabständen dieses Ziel am kürzesten sicher zu erreichen ist (d. h. die therapeutischen Minimaldosen), kann ich zurzeit noch nicht angeben, dazu sind wohl noch langwierige Untersuchungen erforderlich; aber wie das Ziel in der großen Mehrzahl der Fälle sicher ohne Schädigung, also mit Dosen, die kleiner sind als die Volldose nach Sabouraud-Noiré, erreicht werden kann, das haben die klinischen Erfahrungen über die Addition der Strahlendosen doch schon gelehrt. Es steht fest, daß schwache Reaktionen mit dreiwöchentlicher Inkubation auftreten können, daraus ist die Lehre zu ziehen, daß man nach Verabreichung einer der Volldose naheliegenden Dose stets drei Wochen abwarten muß, ob eine Reaktion eintritt oder nicht. Wenn keine Reaktion bemerkbar ist, kann man von neuem bestrahlen, ohne daß zu fürchten ist, daß ein Effekt eintritt, der durch Addition zu dem früheren größer ausfällt, als es der zuletzt verabreichten Dose entspricht, mit andern Worten: bei exakter Dosierung ist, wenn während drei Wochen keine Reaktion aufgetreten ist, eine kumulierende Wirkung der nun folgenden Röntgenstrahlen in der Regel nicht beobachtet worden. Doch sah ich in ganz vereinzelten Fällen bei Verabreichen von $^4/_5$ Volldose in dreiwöchentlichen Pausen ein Erythem nach 3—5 Bestrahlungen eintreten. Das spricht für eine größere Absorptionsfähigkeit der Haut oder für eine größere Empfindlichkeit derselben oder aber auch für eine herabgeminderte Erholungsfähigkeit derselben. Bei diesen großen Dosen schlage ich deshalb nach der 3. Bestrahlung eine Pause von etwa 6—8 Wochen vor. Anders verhält es sich, wenn die Pausen zwischen den einzelnen Dosen kürzer sind. Wenn z. B. in 8 tägigen Pausen bestrahlt wird, so addieren sich die Dosen so, daß es fast auf dasselbe hinauskommt, als wenn man die so auseinandergezogenen Dosen in einer Sitzung gegeben hätte. In den 8 tägigen Pausen scheint die Haut nicht wieder zu ihrer ursprünglichen Widerstandskraft gegen die Strahlen zurückkehren zu können, aber eine kleine Erholung findet anscheinend doch statt; diesen Umstand können wir in der Therapie ausnutzen. Wenn man nämlich zwei halbe Volldosen im Abstand von 14 Tagen verabreicht, so hat man fast denselben klinischen Effekt als wenn man die Dose auf einmal gegeben hätte, aber mit dem Vorteil, daß es zu einem Erythem sicher nicht kommt; ganz analog sind auch die klinischen Beobachtungen, wenn man eine Volldose in drei Dritteln in der Weise verabreicht, daß zwischen den beiden ersten Dritteln 8 Tage liegen, zwischen den beiden letzten Dritteln jedoch 14 Tage.

Diese Verabreichungsformen haben sich bewährt und genügen bei exaktem Arbeiten der Forderung, daß Reaktionen zu vermeiden sind. Bei trotzdem einmal auftretender Reaktion ist unter allen Umständen abzuwarten, bis die letzten Symptome mindestens 3 Wochen lang vorüber sind, nur das Verschwinden einer eventuellen Pigmentation abzuwarten ist nicht erforderlich, aber es ist stets zu erwägen, ob nicht durch dieselbe geringe Entzündungserscheinungen verdeckt werden.

Die quantitativen Effekte sind nun in vielen Fällen nicht in dem ganzen bestrahlten Gebiet gleichmäßig, sondern gerade nur in den pathologisch veränderten Teilen nachweisbar. Man hat diese Erscheinung als Elektivwirkung der Röntgenstrahlen bezeichnet und sie lediglich durch biologische Eigenschaften der betreffenden Zellen erklären wollen, man hat zu diesem Zweck die Hypothese aufgestellt, daß Röntgenstrahlen Zellen vom embryonalen Typus und jugendliche Zellen besonders leicht zum Absterben bringen. Jugendlicher als die normale Umgebung sind allerdings alle Zellen, welche nach der Geburt sich bilden, aber zu einer embryonalen Gruppe lassen sich doch alle die pathologischen Veränderungen, welche durch Röntgenstrahlen stärker als normales Gewebe beeinflusst werden, niemals zusammenfassen; wo soll die Grenze gezogen werden, wenn man tuberkulöse Veränderungen, Warzen, Nageltrichophytieen, Ekzeme, Psoriasis und viele andere Formen auf eine Stufe mit den malignen Neubildungen mit epithelialen Zellen stellen will! Gerade diese letzteren Formen, bei welchen wir uns an den Ausdruck embryonales Gewebe am ehesten gewöhnen, sprechen für die Unhaltbarkeit der angeführten Theorie, denn jeder Radiotherapeut kann beobachten, daß die Epitheliome auf Schleimhäuten in überwiegender Mehrzahl durch Bestrahlung zur Wucherung gereizt werden im Gegensatz zu den Epitheliomen auf der Haut, welche in der Regel durch gleiche Dosen zum Schwinden gebracht werden. Ja unter den Epitheliomen der Haut gibt es auch wieder vereinzelte, welche wir vor der Hand histologisch auf keine Weise von den übrigen trennen können, welche sich aber bei Bestrahlung wie die Schleimhautepitheliome verhalten, das heißt, nicht elektiv zerstört werden. Mit dieser Hypothese kommen wir also keinen Schritt vorwärts, sondern nur auf Abwege. Der nächstliegende Gedanke ist nun, daß die spezifische Empfindlichkeit der Zellen das ausschlaggebende Moment ist; diese verschiedene spezifische Empfindlichkeit einzelner Zellarten soll nicht bestritten werden, sie ist evident ersichtlich, dagegen soll hervorgehoben werden, daß diese spezifische Empfindlichkeit nicht an eine besondere histologisch erkennbare Zellart gebunden ist, sondern vielmehr abhängt von biologischen und physikalischen Eigentümlichkeiten der betreffenden Gewebsveränderung.

Die quantitativen Wirkungen durch Röntgenstrahlen habe ich vorhin in Parallele gesetzt zu einigen anderen Reizquellen; betrachten wir die Röntgenstrahlen nun einmal nicht als etwas besonderes, sondern suchen auch zu ihrer elektiven Wirkungsweise Analogieen bei den anderen Energieformen. Wie oft wirkt ein Stoß elektiv zerstörend auf einen

Knochen, sobald nämlich der Stoß mit einer bestimmten Stärke und in bestimmter Richtung erfolgt; die darüber liegenden Weichteile brauchen nicht nachweisbar verletzt zu werden, diese elektive Stoßwirkung wird dadurch möglich, daß die Weichteile den Knochen gegenüber beweglicher angeordnet sind als der Knochen zu seinen Nachbarknochen im Skelett; erstere können dem Stoß in weiten Grenzen nachgeben, letztere in nur beschränkterem Maße. Der faradische Strom wirkt elektiv auf die Nerven, weil sie der beste Leiter für diese Form der elektrischen Entladung sind; leidet der Nerv in seiner Leitungsfähigkeit, so schließen wir aus der geringeren elektiven Wirkung des Stromes auf eine Erkrankung des Nerven. Die elektive Wirkung physikalischer Kräfte auf bestimmte Gewebe wird hier durch bestimmte physikalische Eigenschaften dieser Gewebe bedingt. Bei der quantitativen Wirkung der Röntgenstrahlen handelt es sich nun um die Menge der absorbierten Strahlen; in jedem Lehrbuch ist der Satz zu finden, daß diejenige physikalische Eigenschaft eines jeden Stoffes — also auch des Gewebes —, welche sein Absorptionsvermögen bedingt, sein spezifisches Gewicht, seine spezifische Dichte ist. Dieses Gesetz ist so alt wie die Röntgenstrahlen selbst, und doch wurde es neben der Lehre von der spez. Zellenempfindlichkeit bisher nicht zur Erklärung der elektiven Strahlenwirkung in der Weise mit herangezogen, daß man wirklich einmal nachwies, wie weit sich normale Gewebe von einander und von pathologischen Geweben und wie weit sich diese wieder untereinander in ihrem spez. Gewicht unterscheiden, wieweit diese Unterschiede an sich schon zur Erklärung einer elektiven Wirkung genügen.

Zunächst stellte ich mir also in einer Tabelle die spezifischen Gewichte der in Frage kommenden normalen Organe her. Von vornherein muß man sich dabei darüber klar sein, daß das spezifische Gewicht der toten Organe ein anderes ist, als das der Organe in situ und in vivo; es handelt sich demnach in der folgenden Tabelle nicht um absolute Werte, sondern lediglich um Vergleichswerte zwischen den einzelnen Organen. Daß diese Vergleichswerte praktische Bedeutung haben, glaube ich dadurch erwiesen zu haben, daß ich nachwies, daß die Differenzen im spezifischen Gewicht der einzelnen Gewebe auch dann noch annähernd gleich bleiben, wenn man alle Gewebe unter andere, aber unter sich wieder gleiche Bedingungen bringt, welche den Verhältnissen in vivo wenigstens in einer Beziehung näher kommen; ich habe nämlich — nachdem, wie üblich, das spezifische Gewicht aller Organe bei 17,5 Grad Celsius festgestellt war — einzelne Organe zur Stichprobe herausgegriffen und ihre spezifischen Gewichte bei 38 Grad Celsius verglichen, trotz abweichender absoluter Zahlen blieb die Differenz bei den verschiedenen Organen für die praktische Anschauung so gut wie gleich.

Über den Mangel an absoluten Werten sah ich daher hinweg, da ich für meine Zwecke nur brauchbare Vergleichswerte nötig hatte, welche ich gefunden zu haben glaube. Schwerwiegender ist ein anderer Einwand, den ich mir machen mußte: wenn das untersuchte Gewebe nicht von gleichartigen Zellen zusammengesetzt ist, sondern, wie z. B. die kleinen Gefäße, ein Gewebsgemisch darstellen, so erhalte ich, so lange ich das Organ in toto untersuche, nur den Durchschnittswert des spezifischen Gewichts aller Komponenten. Ist dieser Durchschnittswert gleich dem spezifischen Gewicht der Haut, so ist es sicher, daß eine Komponente eine mindestens ebenso große Absorptionsfähigkeit wie die Haut besitzt, ist aber der Durchschnittswert niedriger, so besteht doch die Möglichkeit, daß eine Komponente ein sehr hohes spezifisches Gewicht besitzt, welches aber in der Durchschnittszahl nicht zum Aus-

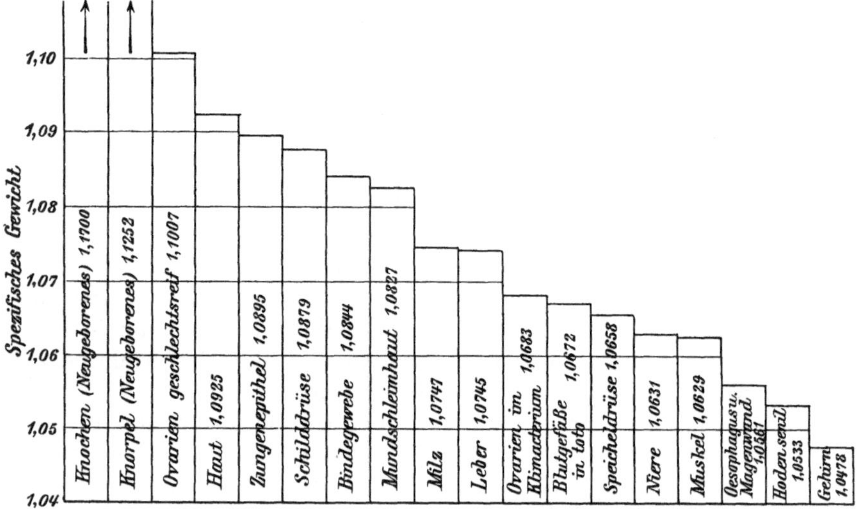

Fig. 36.
Übersichtstabelle über die spezifischen Gewichte verschiedener menschlicher Organe.

druck kommt, da es durch andere, sehr leichte Komponenten verdeckt werden kann. Hier bestehen noch große technische Schwierigkeiten, die ich bisher nicht überwinden konnte; im folgenden werde ich mich daher mit den Organen beschäftigen, die, wie Epithel, Lymphdrüsen und andere drüsige Organe (Leber, Milz) und Muskulatur, aus überwiegend gleichartigen Zellen zusammengesetzt sind.

Die Tabelle (Fig. 36) gibt eine Übersicht, welche Organe von einer bestimmten Strahlenart am meisten und welche am wenigsten Strahlen absorbieren können; es ist hierin also die Reihenfolge der Ladefähigkeit einzelner Gewebe für Röntgenstrahlen gegeben. Abgesehen von Knochen und Knorpel, welche ich nur bei Neugeborenen untersuchte, da diese Organe Erwachsener nach unsern bisherigen Erfahrungen nicht beeinflußt werden, sind hiernach die Ovarien, die Haut, das Zungenepithel, die Schilddrüse, das Bindegewebe und die Mundschleimhaut des Menschen die Organe, welche am meisten Strahlen absorbieren können, und da wir über die spezifische Empfindlichkeit dieser Organe vor der Hand nichts festgestellt haben, so sind es auch die Organe, auf welche wir bei den folgenden Betrachtungen über die Wichtigkeit des spezifischen Gewichtes am meisten Rücksicht zu nehmen haben.

Nehmen wir — was sicher nicht richtig ist — einmal an, daß die spezifische Empfindlichkeit aller Gewebe gleich sei, so würde die Tabelle doch nur beweisen, daß gegen dieselbe Strahlenart die bloßgelegten Ovarien empfindlicher als die Haut, diese empfindlicher als das Zungenepithel, dieses wieder empfindlicher als die bloßgelegte Schilddrüse usw. sei. Selbst unter der Voraussetzung gleicher spezifischer Empfindlichkeit kann also die Tabelle nicht die Reihenfolge der Empfindlichkeit der einzelnen Organe in situ wiedergeben. — Ein Mittel, die Radiosensibilität (spezifische Empfindlichkeit) zu messen, gibt es bis jetzt nicht; wenn wir aber die Absorptionsfähigkeit der Zellen kennen — und nur dann —, können wir aus den klinischen und experimentellen Beobachtungen auf den Grad Radiosensibilität der einzelnen Organe schließen, und dazu ist diese Tabelle von Wert.

Um die Radiosensibilität für einzelne subkutane Organe feststellen zu können, mußte ich wissen, wieviel von der gesamten Strahlung hält die Haut des Menschen zurück? Ich dosierte also eine Röhre nach Sabouraud-Noiré aus und untersuchte dann, wieviel mehr Zeit die Volldose erfordert, wenn zwischen Tablette und Röhre ein Stück Leichenhaut eingeschaltet ist; natürlich brachte ich die Haut bei diesem Versuch wieder auf dieselbe Größe wie vor der Exzision, um den Verhältnissen in situ möglichst nahe zu kommen. Die Zeit bei zwischengeschalteter Haut war genau doppelt so lange wie ohne dies Filter, es werden also durch die menschliche Haut 50 % der Strahlung absorbiert.

Da ich nun weiter beobachtet habe, daß nach $^3/_4$ Volldosen von 7,5 Wehnelt zeitweises Ausbleiben der Menses, ebenso Sistierung von Blutungen eingetreten ist, so kann ich den Schluß ziehen, daß die Ovarien spezifisch empfindlicher sind als die normale Haut, denn sie werden durch einen Teil der restierenden 50 % der Strahlung, der infolge des hohen spezifischen Gewichtes der Ovarien allerdings ein großer Teil sein wird, stärker geschädigt als die Haut.

Bei der Haut und beim Zungenepithel, die fast das gleiche spezifische Gewicht haben, ist nach meinen Erfahrungen das Verhalten gegen gleiche Dosen derselben Strahlenart auch gleich, so daß ich in der Radiosensibilität dieser beiden Gewebe keinen Unterschied finden konnte.

Anders wieder liegen die Verhältnisse bei der Schilddrüse, wenigstens wenn sie etwas vergrößert ist; ihr spezifisches Gewicht war in keinem der untersuchten Fälle so hoch wie das der Haut, daher kann sie von den 50 % Strahlen, welche die Haut passiert haben, nur einen Bruchteil aufnehmen, denn von den passierenden Strahlen sind die zur Absorption geeignetsten schon von der Haut zum großen Teil absorbiert, der stärker penetrierende Rest wird also nur in geringerer Menge zurückgehalten werden können und trotzdem findet eine Verkleinerung der Schilddrüse statt, sie ist also wesentlich radiosensibler als die Haut. Diese Erfahrung ist für die Praxis bei Halsbestrahlungen natürlich wichtig, da auch schon völliger Schwund der Schilddrüse beobachtet worden ist.

Über das Bindegewebe muß ich mich wegen der wenigen von mir beobachteten Fälle zur Zeit sehr vorsichtig ausdrücken, ich kann nur sagen, daß dem Bindegewebe die spezifische Empfindlichkeit nicht abzusprechen ist. Durch lange fortgesetzte kleinere Dosen ($\frac{1}{3}$ Volldosen durch 6—7 Monate) sah ich in einem lupösen ulcerierten Nasenflügel einen derben bindegewebigen Strang sich bilden.

Des weiteren sah ich in einer Serie von drei Fällen von Drüsentuberkulose, in denen die Verbindung zwischen Hautoberfläche und Drüse durch einen Fistelgang hergestellt war, daß nach wenigen Bestrahlungen die Drüse durch den Fistelgang, durch die Hautfistel nach außen gepreßt wurde (Durchschnitt wie der Kopf bei der Geburt). Diese Vorwärtsbewegung der Drüse im Fistelgang konnte ich mir auch nur durch Wuchern des tiefliegenden Bindegewebes erklären. Auf dieselbe Weise möchte ich das Heraustreten von zwei kleineren Knochensequestern aus zwei Fisteln am Oberschenkel nach 3 und 5 Bestrahlungen erklären.

Die Mundschleimhaut verhält sich wie die Haut, trotz ihres etwas geringeren spezifischen Gewichtes, scheint also etwas radiosensibler zu sein.

Über die spezifische Empfindlichkeit der übrigen Organe kann ich zur Zeit nichts aussagen, außer daß eine Beeinflussung der übrigen untersuchten normalen Organe bei den üblichen therapeutischen Dosen beim Menschen bisher nicht beobachtet worden ist. Interessant ist noch die Differenz im spezifischen Gewicht der geschlechtsreifen Ovarien und dieser Organe im Klimakterium. Leider standen mir aus äußeren Gründen geschlechtsreife Hoden in so geringer Menge zur Verfügung, daß ich keine einwandfreie Durchschnittzahl gewinnen konnte; die hohe Radiosensibilität der Hoden ist festgestellt, und ihre exponierte Lage läßt sich mit der der Schilddrüse in Parallele setzen.

Noch muß hervorgehoben werden, daß das spezifische Gewicht der kleineren Blutgefäße in toto und ihre Radiosensibilität in einem offenen Mißverhältnis stehen. Aus den histologischen Untersuchungen von Gassmann, aus meinen Untersuchungen an röntgengeschädigter Haut, aus den klinischen Beobachtungen bestrahlter Angiome weiß man, daß die kleinen Gefäße sehr gut beeinflußbar sind; aus den histologischen Untersuchungen geht hervor, daß die Intima der besonders empfindliche Teil der kleinen Gefäße ist. Es muß also die Intima besonders radiosensibel oder besonders absorptionsfähig sein; ist letzteres der Fall, so muß man eben annehmen, daß ein besonders hohes spezifisches Gewicht der Intima durch ein geringes spezifisches Gewicht der übrigen Gefäßkomponenten verdeckt wird. Die Gefäße veröden erst, wenn die überliegende Haut bis zur leichten Atrophie bestrahlt wird; demnach könnte die Intima dieselbe Radiosensibilität haben wie das Epithel. —

Über diese Beobachtungen am Menschen herrscht im großen und ganzen Einigkeit, und doch werden stets wieder Erfahrungen vom Tierexperiment für die Therapie in Anwendung gezogen, deshalb möchte ich durch die vergleichende Tabelle zwischen einem Versuchstier — einer Maus (Kaninchen und Meerschweinchen verhalten sich ebenso) — nachweisen, daß man hier inkommensurable Größen vergleicht (Fig. 37).

Beim kleinen Versuchstier ist die Haut das leichteste Organ — abgesehen vom Fettgewebe —, die Haut eines Kaninchens absorbiert (einschließlich des Unterhautzellgewebes) durchschnittlich nur $^1/_8$ der gesamten auffallenden Strahlung vom 7,5 Wehnelt. Es können also etwa $^7/_8$ die tiefergelegenen Organe erreichen (beim Menschen nur die Hälfte); dazu kommt, daß die Radiosensibilität der Haut bei den kleinen Versuchstieren weit geringer als beim Menschen ist. Meerschweinchen reagieren mit Erythem gewöhnlich

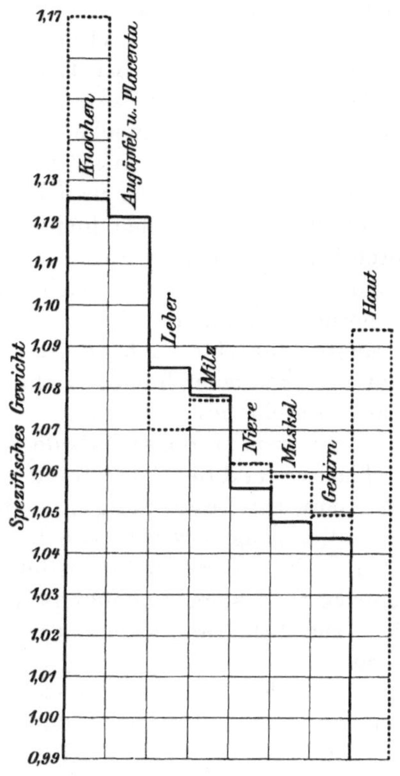

Fig. 37.
Tabelle der spezifischen Gewichte der Organe einer Maus; die punktierten Linien geben die entsprechenden Gewichte beim Menschen an.

erst auf 12 und mehr Volldosen. (Es ist hervorzuheben, daß beim Tier die Radiosensibilität der Haut in viel weiteren Grenzen schwankt als beim Menschen; unter etwa 20 Versuchstieren verhielten sich 18 wie oben erwähnt, eines dagegen bekam schon auf 2 Volldosen hin ein Erythem, das andere auf 5 Volldosen hin.)

In der Regel reagiert also ein Tier auf $\dfrac{12-15}{8}$ absorbierte Strahlen-Volldosen so wie der Mensch auf $^1/_2$ Volldose absorbierter Strahlung; es verhält sich also die spezifische Empfindlichkeit etwa wie $\dfrac{1}{3-4}$.

5*

Dazu kommt, daß die spezifisch leichte Haut kleiner Versuchstiere $^{7}/_{8}$ der Strahlung wirklich in der Tiefe zur Absorption kommen lassen kann, weil alle tiefer liegenden Organe spezifisch schwerer sind, während von der restierenden Hälfte der Strahlung beim Menschen nur ein Bruchteil der Strahlung noch in den tieferen, spezifisch leichteren Organen zur Absorption gelangen kann. Nach dem Gesagten ist es klar, daß die Differenzen, die ich bei Tier und Mensch in der Schädigung z. B. von Leber und Milz konstatieren konnte, schon erklärt sind durch diese physikalischen Verschiedenheiten beider Objekte. Ich gebe also zu, daß ich Knochenwachstumsstörungen, und erhebliche Schädigungen von Milz und Leber bei Versuchstieren konstatieren konnte; daß aber aus den angeführten Gründen hieraus kein Schluß auf ein analoges Verhalten beim Menschen gezogen werden kann, muß ich aufrecht erhalten — natürlich nur, so weit es sich um therapeutisch zulässige Dosen und um normale Organe des Menschen handelt —, daß z. B. die leukämisch erkrankte Milz eine so hohe Radiosensibilität hat, daß sie durch die Haut des Menschen hindurch stark beeinflußt wird, steht auch nach meiner Ansicht außer Zweifel.

Interessant in dieser Tabelle ist noch das hohe spezifische Gewicht der Placenta und der Augäpfel der neugeborenen Tiere, wenn wir damit den Abort bei Bestrahlung gravider Tiere und den Star intrauterin bestrahlter neugeborener Tiere in Zusammenhang bringen; auch wenn wir über besondere Radiosensibilität der Placenta und der Augäpfel nichts weiter wissen, so genügt das hohe spezifische Gewicht dieser Organe allein zur Erklärung einer besonders hochgradigen Schädigung derselben.

Dieser Exkurs zum Tierexperiment war notwendig, um meinen Standpunkt zu rechtfertigen, daß ich das Tierexperiment zwar für nötig halte, um die Wirkung der Röntgenstrahlen überhaupt zu studieren, daß ich es aber aus physikalischen und biologischen Gründen für falsch halte, Schlüsse vom Tierexperiment ohne weiteres auf den Menschen zu übertragen.

Über das Absorptionsvermögen pathologischer Gewebe kann ich leider keine Zahlenreihen bieten, die an großem Material gewonnen sind. Die Patienten des Radiotherapeuten sind eben zum großen Teil solche, die jeden instrumentellen Eingriff verweigern, immerhin ist das Wenige auf diesem Gebiet interessant und lehrreich. Tuberkulöse Drüsen standen dem spezifischen Gewicht der normalen Haut gleich, zum Teil übertrafen sie dasselbe; diese hohe Absorptionsfähigkeit derselben ist offenbar noch mit einer hohen spezifischen Empfindlichkeit verbunden, denn es ist oft erstaunlich, wie schnell selbst tiefergelegene T.B.-Drüsen auf kleine Strahlendosen hin reagieren.

Manche pigmentierten Naevi haben ein sehr hohes spezifisches Gewicht bis 1,1368, was mit der Beeinflußbarkeit mancher derselben, die ich aus der Literatur kenne, übereinstimmen würde, persönliche

Erfahrungen fehlen. Die metastatischen Tumoren (Drüsenmetastasen) haben bisweilen ein ganz anderes spezifisches Gewicht als der ursprüngliche Tumor, z. B. war dasselbe bei der Drüsenmetastase eines Sarkomes von 1,0494 nur 1,0091. Sarkom sowohl wie Metastase waren gegen Röntgenstrahlen völlig refraktär. Solche Differenzen im spezifischen Gewicht machen es aber erklärlich, weshalb mitunter der ursprüngliche Tumor sich trotz gleicher subkutaner Lage gegen die Bestrahlung anders verhält als die Drüsenmetastase, obwohl doch eine gleiche Radiosensibilität dieser beiden Herde biologisch äußerst wahrscheinlich ist.

Ausgiebig waren die Erfahrungen an Epitheliomen, es stand mir eine Serie absolut refraktärer Epitheliome zur Verfügung — als refraktär bezeichnete ich sie erst, nachdem sie durch häufige Bestrahlungen bis zu 12 Volldosen in einem Jahr völlig unbeeinflußt blieben, oder wenn sie anfingen, nach den üblichen Dosen deutlich zu wuchern. Sämtliche Epitheliome dieser Serie lagen im spezifischen Gewicht bei oder unter dem spezifischen Gewicht der Muskulatur, hatten also eine sehr geringe Absorptionsfähigkeit. Nur in zwei Fällen wurde mir gestattet, zum Vergleiche prompt reagierende Epitheliome, die sich nach der ersten Dose deutlich zurückbildeten, zu exzidieren, das eine hatte das spezifische Gewicht normaler Haut, das andere übertraf dies in geringem Maße. Nach den klinischen Erfahrungen müssen wir also sagen, da das Gros der Epitheliome ohne Reaktion der Haut abheilt, ist den Epitheliomen an sich eine höhere Radiosensibilität zuzusprechen als der normalen Haut; nur kann unter Umständen eine zu geringe Ladefähigkeit der Epitheliome durch zu niedriges spezifisches Gewicht die spezifische Empfindlichkeit derselben völlig verdecken.

Wie diese unbeeinflußbaren Epitheliome der Haut verhielt sich auch ein Zungenkarzinom, das sich auf einer Leukoplakie entwickelt hatte und auf $^1/_1$ Volldose hin lebhaft zu wuchern anfing; sein spezifisches Gewicht war 1,0409 bei 17,5 Grad Celsius.

Die praktische Bedeutung der Feststellung der spezifischen Gewichte der normalen und pathologisch veränderten Weichteile des Menschen liegt aber auch noch auf einem ganz anderen Gebiet. Nachdem die Grenzen dieser Dichtigkeitsschwankungen einmal festgestellt sind, entsteht nämlich die wichtige Frage, wieweit lassen sich die Röntgenstrahlen durch Änderung ihrer Strahlungsgeschwindigkeit, ihres Härtegrades, innerhalb dieser Grenzen zur Absorption zwingen? Oder anders ausgedrückt, ist es möglich, durch Anpassung des Härtegrades an das spezifische Gewicht eines Stoffes ein Maximum der Absorption zu erreichen? Um diese Frage zu entscheiden, habe ich Kochsalzlösungen von aufsteigender Konzentration hergestellt, deren spezifisches Gewicht dem spezifischen Gewicht normaler und pathologisch veränderter Weichteile des Menschen entspricht, und habe diese Lösungen in gleicher Schichthöhe gleichzeitig bestrahlt, nachdem ich eine photographische

Platte unter diesen Kochsalzsäulen angebracht hatte (Fig 38). Die Zylinder, welche die Salzlösungen enthalten, sind auf die photographische Kasette aufgekittet. Die Tabelle läßt aus den verschiedenen Schwärzungsgraden ohne weiteres folgende Schlüsse ziehen:

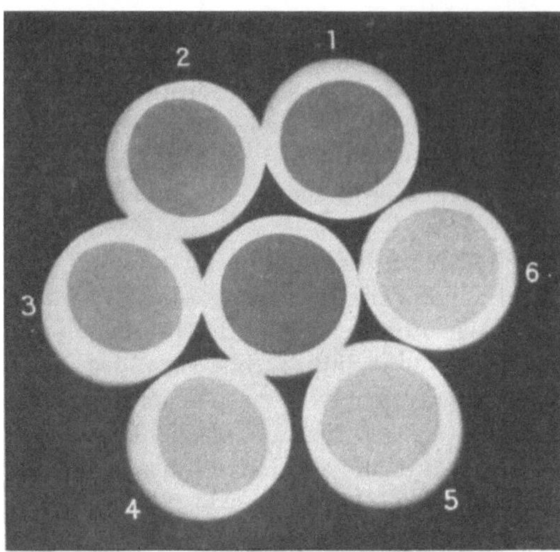

Fig. 38 a.

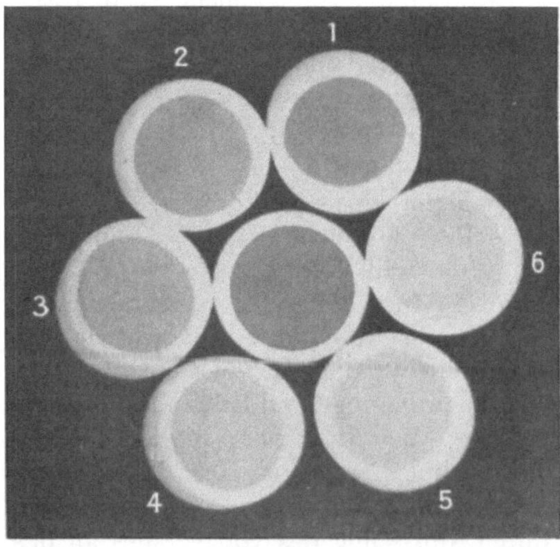

Fig. 38 b.

1. Die bei den menschlichen Weichteilen konstatierten Verschiedenheiten im spezifischen Gewicht bedingen, obwohl sie nur zwischen 1,1 und 1,0 schwanken, an sich erhebliche Differenzen in der Absorptionsfähigkeit.

2. Je langsamer (weicher) die Strahlung ist, desto mehr Strahlen werden in der gleichen Schichthöhe von Stoffen desselben spezifischen Gewichtes absorbiert. Es ist also möglich, durch Herabsetzung der Strahlungsgeschwindigkeit (durch weichere Strahlung) in spezifisch leichteren Geweben ebensoviel Strahlen zur Absorption zu bringen wie bei spezifisch schwereren Stoffen und schnellerer (härterer) Strahlung.

Das heißt für die Praxis, wenn ein Gewebe radiosensibel ist, aber durch zu geringes spezifisches Gewicht nicht genügend Strahlen absorbieren kann, um seine Radiosensibilität zu zeigen, so muß man suchen, durch weichere Strahlung diesem Mangel an Absorptionsfähigkeit abzuhelfen. Hierfür nur ein eklatantes Beispiel aus der Praxis (Fig. 39 a und 39 b).

Das erste Bild zeigt den Zustand eines Epithelioms, nachdem es mit 6 Volldosen nach Sabouraud - Noiré bei einem Härtegrad von 7—7,5 Wehnelt in 7 Sitzungen bestrahlt war. Darauf wurde der Haut etwa 6 Wochen völlige Ruhe gegönnt, das Epitheliom zeigte nach dieser Zeit keinerlei Änderung, es wurde nun zweimal $\frac{1}{3}$ Volldose nach Sabouraud - Noiré innerhalb 8 Tagen bei einem Härtegrad von nur 2,5 Wehnelt verabreicht, das Resultat 14 Tage nach dieser Bestrahlung zeigt das zweite Bild (Fig. 39 b). Dieses Resultat ist erzielt ohne Schädigung des umgebenden normalen Epithels. Im vorliegenden Fall hat also die Herabminderung der Strahlungsgeschwindigkeit allein eine Änderung zum Bessseren herbeigeführt. Die vorher durch geringes spezifisches Gewicht verdeckte Radiosensibilität ist manifest geworden.

Wenn wir also einen spezifisch leichten, schlecht absorbierenden Tumor möglichst viel Strahlen absorbieren lassen wollen,

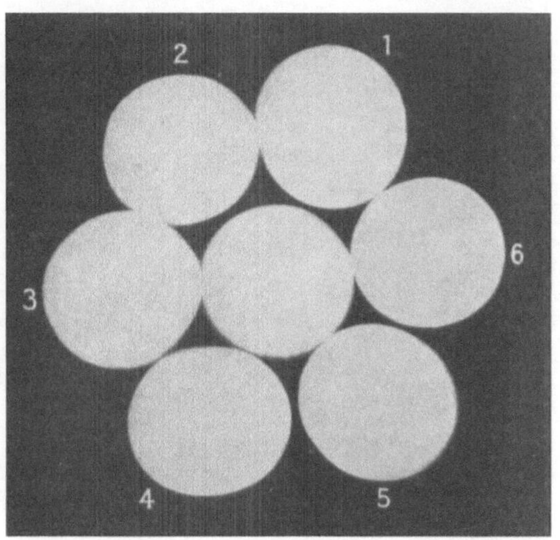

Fig. 38 c.

Die Schichthöhe der Lösung in sämtlichen Zylindern ist 40 mm.

Die Zahlen 1—6 entsprechen folgenden spezifischen Gewichten:

1 = 1,0104
2 = 1,0327
3 = 1,0533
4 = 1,0683 (entspricht ungefähr dem Muskel)
5 = 1,0862 („   „   der Haut)
6 = 1.1000 („   „   den Ovarien)

Im Zentrum jedes dieser 3 Kreise ist ein Zylinder mit destilliertem Wasser als Vergleichsobjekt.

In allen Versuchen war die Strahlenmenge = $^1/_{10}$ Volldose nach Sabouraud - Noiré.

In Fig a war die Strahlungsgeschwindigkeit (Härtegrad) = 7,5 Wehnelt;
in Fig. b = 2,5 Wehnelt;
in Fig. c = unter 1 Wehnelt.

müssen wir die Strahlung möglichst langsam (weich) nehmen. Es ist erforderlich für die Praxis, diesen Begriff, möglichst weich, exakter zu umgrenzen. Die folgenden Tabellen (Fig. 40 a und 40 b, sowie Fig. 41 a und 41 b), in welche Salzlösungen von gleichem spezifischen Gewicht, aber von verschiedener Schichthöhe, welche in Millimetern angegeben ist, be-

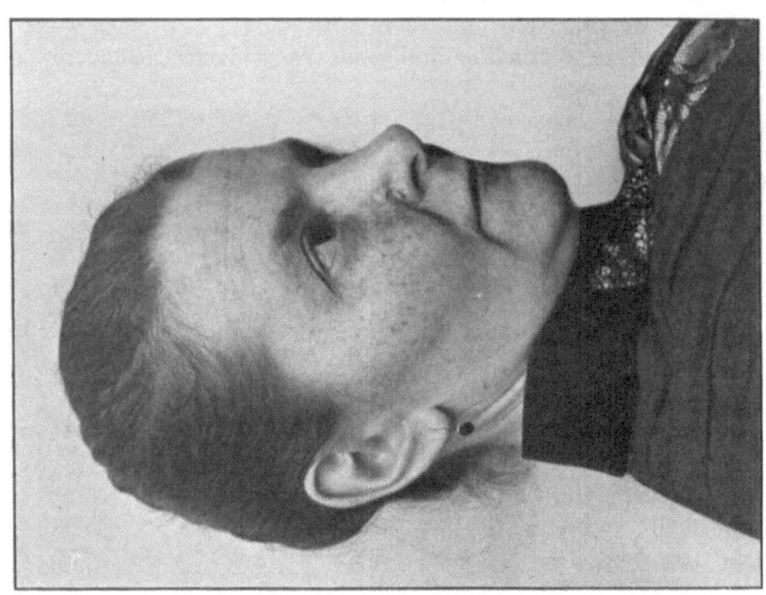

Fig. 39 b.
Dasselbe nach Bestrahlung $2 \times {}^1/_3$ Volldose innerhalb
8 Tagen bei 2,5 Wehnelt.

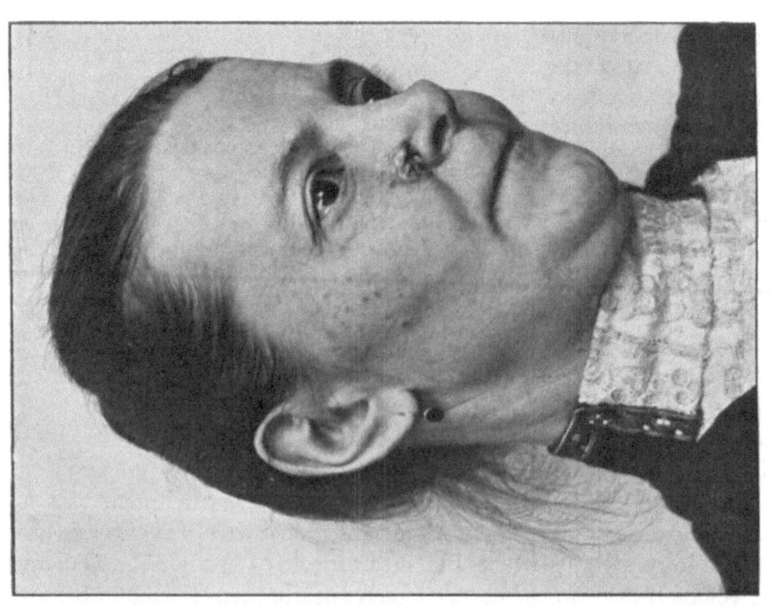

Fig. 39 a.
Epitheliom nach 7 Sitzungen (= 6 Volldosen) beim
Härtegrad 7,0—7,5 Wehnelt.

strahlt wurden, zeigt, daß bei den für die Praxis in Frage kommenden spezifischen Gewichten der menschlichen Weichteile bei 1 und 6 mm dicken Schichten bedeutende Absorptionsdifferenzen bestehen. Diese Differenzen werden um so größer, je geringer der Geschwindigkeitsgrad der Strahlung ist.

Hier finden wir zum ersten Male eine exakte Grenze für die Anwendung der Röntgenstrahlen. Wenn nämlich ein Tumor so geringe Absorptionsfähigkeit (d. h. so geringes spezifisches Gewicht) hat, daß er nur ganz langsame Strahlen, z. B. von 2,5 Wehnelt, in genügender Menge zurückhält, so darf seine Dicke, wenn es ein maligner Tumor ist, 3 mm nicht überschreiten. Diese Zahl ist rein empirisch festgestellt. Denn wo die Abtötungs- und Lähmungsdose aufhört, beginnt die Reizdose, welche den Tumor in der Tiefe zum Wuchern bringt. — Dieses Wuchern auf einen leichten Reiz hin, ist eben das Zeichen der Malignität; bei benignen Tumoren wird diese Reizwirkung nicht beobachtet, bei Warzen und Keloiden braucht man z. B. gar nicht ängstlich sein, ob man mit der Abtötungsdose wirklich durch den Tumor hindurchreicht, bei diesen Tumoren ist eine fraktionierte Abtötung möglich, da bei den gebräuchlichen Dosen ein Wachstumsreiz noch nicht ausgelöst ist.

Aus dieser Beobachtung dürfen wir wohl den Schluß ziehen, daß für die Auslösung der verschiedenen Stufen unserer „quantitativen Wirkung" die Dosen für die verschiedenen Gewebsarten verschieden sind. In der Festsetzung der einzelnen Dosen für die verschiedenen Stufen für jedes einzelne Gewebe sind wir zur Zeit noch auf die klinischen Beobachtungen angewiesen.

Nach dem Gesagten ist es klar, daß man da, wo es auf quantitative Wirkung ankommt, die Strahlungsgeschwindigkeit dem Absorptionsvermögen der Gewebe anpassen muß, es ist klar, daß dieses Anpassen seine Grenzen hat, denn mit der Strahlungsgeschwindigkeit nimmt auch das Penetrationsvermögen der Strahlung ab. Diese Modifikation in der Bestrahlung ist nur für die Oberfläche möglich, denn bei subkutan gelegenen Gebieten ist stets mit der überdeckenden Haut als einem Filter zu rechnen, und zwar einem Filter, das ganz langsame Strahlen völlig absorbiert. — Es ist zu beachten, daß die Haut von dem Strahlengemisch die für ihr spezifisches Gewicht geeigneten Strahlen absorbiert, daß im wesentlichen nur die schnelleren Strahlen in die Tiefe dringen. Diese schnelleren Strahlen können in der Tiefe in größeren Mengen nur dann von einem Gewebe absorbiert werden, wenn dieses ein höheres spezifisches Gewicht hat als die Haut; das ist sicher bei einzelnen Karzinommetastasen — wie wir im speziellen Teil sehen werden — der Fall, die Regel ist es aber nicht, und deshalb wohl sehen wir in der Praxis so häufig tiefgelegene maligne Tumoren nach der Bestrahlung exazerbieren.

Die Anwendung eines Filters bei dermatologischen Fällen halte ich demnach für nicht angezeigt; will man harte Strahlen benutzen,

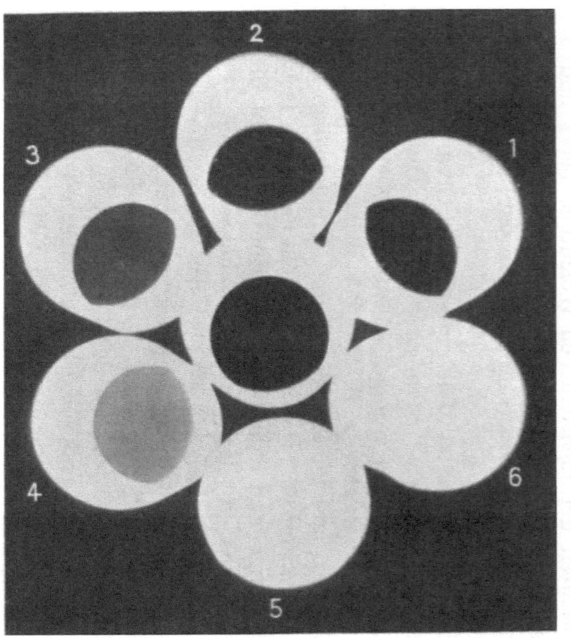

Fig. 40 a.   Fig. 40 b.

In Fig. 40 a und 40 b ist das spezifische Gewicht der Salzlösung = 1,0683 (ungefähr entsprechend dem spezifischen Gewicht der Muskulatur); die Schichthöhe beträgt in 1 = 1,7 mm, in 2 = 3,4 mm. in 3 = 6,8 mm, in 4 = 13,6 mm, in 5 = 27,2 mm, 6 = 34,1 mm.

Die Strahlenmenge ist = $^1/_4$ Volldose nach Sabouraud-Noiré. In Fig. 40 a ist mit Härtegrad 3,75 Wehnelt, in Fig. 41 b mit 1 Wehnelt bestrahlt.

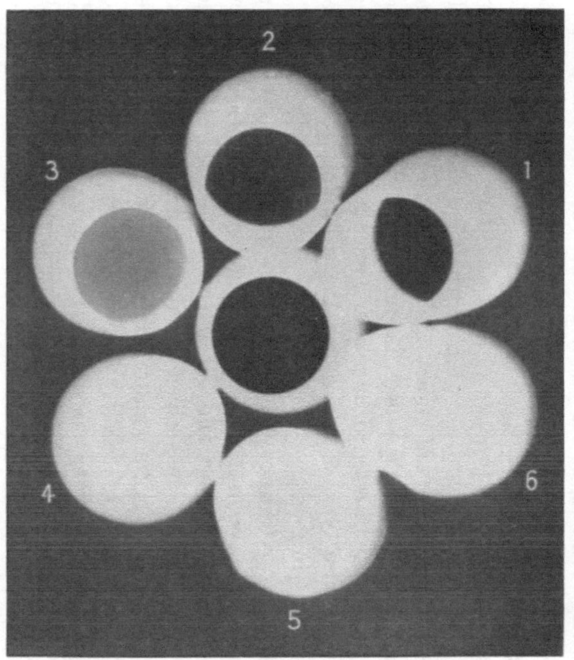

Fig. 41 a.

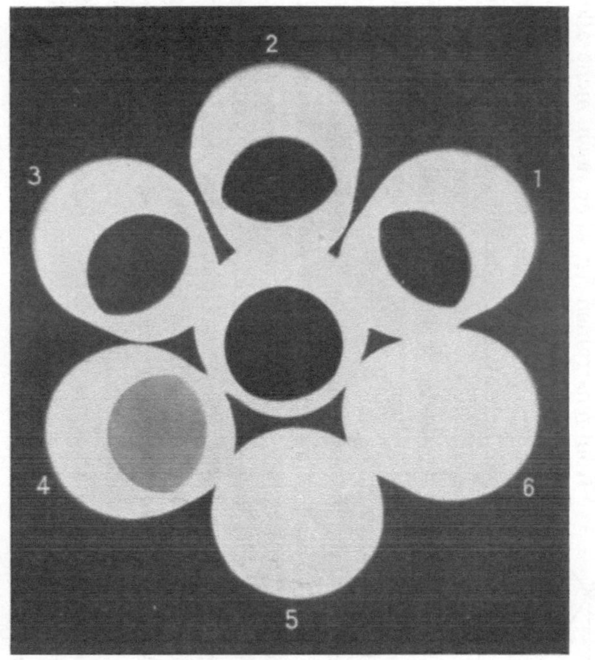

Fig. 41 b.

In Fig. 41 a und 41 b ist eine genau analoge Versuchsordnung getroffen, nur ist hier das spezifische Gewicht $= 1{,}0862$ (ungefähr entsprechend dem spezifischen Gewicht der Haut).

so nimmt man ein Strahlengemisch, das weichere Strahlen nur in verschwindender Menge enthält, es ist dies einfacher, als von einer mittelweichen Röhre erst die weichere Strahlung abzufiltrieren. Will man in der Tiefe größere Strahlenmengen deponieren, so erreicht man das nach Holzknechts und Kienböcks Vorgang besser dadurch, daß man mit dem Focus weiter von der Haut abrückt, wodurch die gleiche Strahlenmenge in der Tiefe auf einen kleineren Raum zusammengedrängt wird, und man bestrahlt — wo dies möglich — unter Abdeckung der jedesmal nicht exponierten Haut von verschiedenen Seiten, wodurch eine Anhäufung von Strahlen im Bestrahlungszentrum erzielt wird (Kreuzfeuer). (Fig. 42).

Die quantitative Wirkung wird überall da ausgenützt, wo es auf eine Zellvernichtung ankommt — im wesentlichen also bei Tumoren.

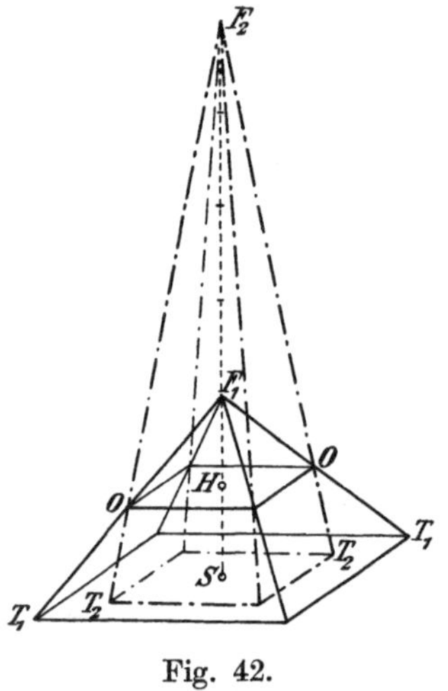

Fig. 42.

— Die für die meisten Fälle nach meiner bisherigen Erfahrung am schnellsten zum Ziele führenden Dosen und die nützlichsten Geschwindigkeits- (Härte-)Grade habe ich im speziellen therapeutischen Teil für die einzelnen Krankheiten zusammengestellt. Diese Zahlen sind rein empirisch gewonnen auf Grund der angeführten Beobachtungen und mit Zuhilfenahme des spezifischen Gewichtes in einzelnen Fällen.

Durch diese quantitative Wirkung der Röntgenstrahlen ist aber noch nicht alles, was wir an Strahlenwirkungen täglich beobachten können, erklärt. Es gibt nämlich auch Erkrankungen der Haut, bei welchen die Strahlenquantität eine untergeordnete Rolle gegenüber der Qualität derselben spielt. Das nebenstehende Bild (Fig. 43 a) soll hierfür einen Beleg geben: die rechte und linke Hand sind, was das klinische Bild und die Ausdehnung der Effloreszenzen betrifft, in gleicher Weise von Psoriasis vulg. befallen. Die rechte Hand wurde nun mit $\frac{1}{3}$ Volldose bei 7,5 Wehnelt, die linke mit derselben Dose, aber mit nur 2,0 Wehnelt — beide Male nach Sabouraud - Noiré gemessen — behandelt. Nach 10 Tagen (Fig. 43 b) zeigt die rechte Hand nurmehr abgeheilte depigmentierte Stellen, während die linke keine Besserung, sondern eine weitere Ausbreitung der Effloreszenzen aufweist. Und doch muß die linke, nicht günstig beeinflußte Hand von der langsameren Strahlung mehr absorbiert haben als die rechte. In diesem Fall entspricht also der erzielte Erfolg nicht der absorbierten Strahlenmenge, sondern eine geringere Menge schnellerer Strahlung hat einen besseren Erfolg gezeitigt als die größere Menge langsamerer Strahlen. Auf dem zweiten Bilde ist die Lage der Hände versehentlich eine andere als im ersten. —

Dieselbe Erscheinung, daß nämlich einer Menge härterer Strahlung eine größere Wirkung als derselben Menge weicherer Strahlung für bestimmte Zwecke zukommt, konnte ich auch experimentell hervorrufen.

Bestrahlt man in einem flachen, offenen Gefäß ein Gemisch von 5%-igem Ammonium-oxalat und 5%-igem Sublimat, so wird Kalomel ausgefällt — Schwarz hat diese Eigenschaft, wie erwähnt, für sein Quantimeter ausgenutzt —; es entspricht aber die Menge des ausgefällten Kalomels nicht der Menge der Strahlen, sondern der Menge und der Qualität derselben. Im Bild (Fig. 21, Seite 35) sehen wir diese Lösung einmal mit $\frac{1}{4}$ Volldose weicher und einmal mit $\frac{1}{4}$ Volldose harter Strahlung — gemessen nach Sabouraud Noiré — bestrahlt; die weichere Strahlung hat weniger Kalomel ausge-

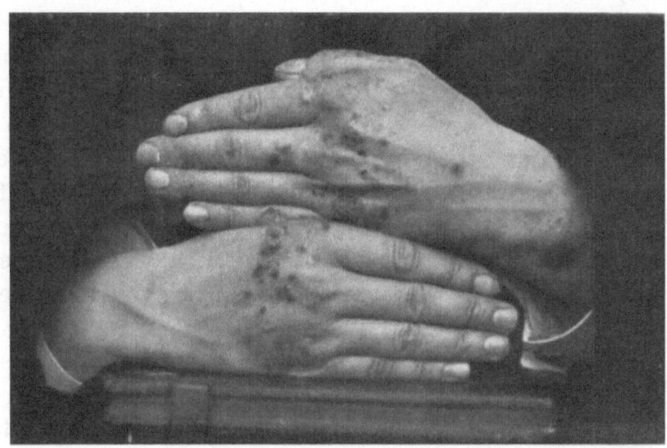

Fig. 43 a.

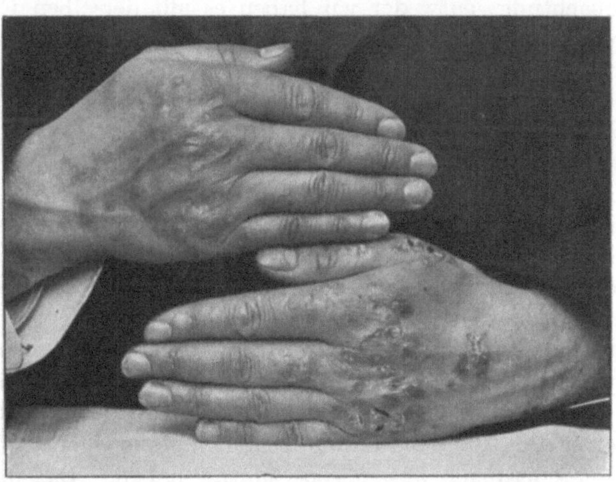

Fig. 43 b.
Psoriasis mit derselben Quantität, aber verschiedener Qualität mit verschiedenem Effekt bestrahlt.

fällt als die härtere. Die Veränderung, welche in der Sabouraud-Noiré-Tablette durch die Strahlung hervorgerufen wurde, war also für beide Strahlungsgeschwindigkeiten gleich; für die Schwarzsche Flüssigkeit müßten dieselben aber anders dosiert werden, um gleiche Mengen Kalomel auszufällen, und zwar muß die weichere Strahlung hier länger einwirken als bei Sabouraud - Noiré. — Wir sehen also, daß verschiedene chemische Verbindungen durch verschiedene Grade der Strahlungsgeschwindigkeit verschieden leicht beeinflußt werden; es gibt also für Auslösung chemischer Veränderungen ein Optimum der Strahlungsgeschwindigkeit. —

Ebenso zeigt sich bei einer großen Anzahl von Hautkrankheiten in der Praxis die eigentümliche Erscheinung, daß der Heilerfolg stets bei niedriger, etwa $\frac{1}{3}$ Volldose einer bestimmten Strahlungsqualität eintritt, und daß hier keine Beschleunigung der Heilung durch Verabreichung größerer Dosen zu erzielen ist. Im Gegenteil kann man z. B. bei einzelnen Fällen von schwer beeinflußbarer Psoriasis bei systematischer Durchprobung verschiedener Strahlendosen mitunter beobachten, daß bei Verabreichung einer Volldose eine Vergrößerung des betreffenden Herdes eintritt.

Ziehen wir außerdem die oben erwähnte Beobachtung heran, daß bei Behandlung symmetrischer Stellen aus dieser Krankheitsgruppe mit den gleichen Dosen von Strahlen verschiedenen Härtegrades der Erfolg verschieden ausfällt, und zwar daß in geringerer Menge absorbierte, härtere Strahlen eine intensivere Wirkung entfalten, so gibt es meines Erachtens nur zwei Erklärungsmöglichkeiten für diese Beobachtung: entweder wir haben es mit derselben Erscheinung, die wir vorhin als quantitative Wirkung bezeichnet haben, zu tun — aber diesmal in der Weise, daß die Strahlenwirkung sich nicht in erster Linie auf die pathologisch veränderten Zellen, sondern auf das zwischen- und umliegende normale Gewebe erstreckt, so daß es darauf ankäme, diese normalen Zellen in ihrer vitalen Funktion zu stärken und zur Eliminierung des Krankheitsprozesses zu befähigen. Dabei kann dann natürlich die stärker absorbierte weichere Strahlung schon eine Lähmung herbeiführen und das gewünschte Resultat vereiteln, während die in geringerer Menge absorbierte härtere Strahlung noch exzitierend wirkt. Um dieses Verhalten annehmbar zu machen, muß man voraussetzen, daß die normalen Gewebe reizbarer sind als die pathologisch veränderten. Dies erscheint mir recht gezwungen.

Ich neige daher zu der anderen Möglichkeit, daß wir es hier mit einer den Röntgenstrahlen in hohem Maße eigenen Fähigkeit, chemische Veränderungen auszulösen, zu tun haben. Daß bei den Hautkrankheiten eine biochemische Änderung des pathologischen Gewebes vorliegen kann, ist von vornherein anzunehmen, wenn wir das Wesen dieser Änderung auch erst für ganz wenige Krankheiten kennen oder vermuten können, z. B. bei gichtischen Ekzemen mit Salzablagerungen, bei Xanthomen und Xanthelasmen (Anhäufung von cholestearinartigen Stoffen — Pinkus —) beim Pruritus Ikterischer durch Gallenfarbstoffe etc.

Sollte es sich um diese chemische Einwirkungsart der Strahlen handeln, so ist es nicht weiter wunderbar, daß kleine Dosen einen großen

Erfolg haben können, denn wir wissen, daß in vitro die chemischen Änderungen bei verschiedenen Härtegraden verschieden schnell eintreten und daß eine chemische Veränderung einmal eingeleitet — auch nach Aufhören des auslösenden Agens — lange Zeit weiterlaufen kann. Da wir aber im Einzelfall die auszulösende chemische Veränderung nicht kennen, sind wir vorläufig auf rein empirisches Tasten nach der zur Auslösung am besten geeigneten Strahlenart angewiesen. Daß dieses Suchen in jedem Fall von mir nach einem bestimmten Schema vorgenommen wird, hat, wie im speziell therapeutischen Teil ersichtlich ist, schon einige Erfolge insoweit gezeitigt, daß einzelne anfangs refraktäre Erkrankungen sich in den Bereich der Beeinflußbarkeit bringen ließen. Diese Art der Einwirkung möchte ich kurz als qualitative Wirkung bezeichnen und es unbenommen lassen, sich einen Zusatz wie etwa „biochemisch umstimmend" hinzuzudenken.

In vitro und in vivo sind nun die härteren Strahlen im allgemeinen geeigneter, chemische Veränderungen herbeizuführen als die weichen Strahlen in gleicher Menge. Es ist aber rein theoretisch auch denkbar, daß ganz bestimmte chemische Veränderungen einmal besser durch weiche Strahlen umgesetzt würden, hierfür kann ich allerdings nur eine vereinzelte Beobachtung anführen. Gichttophi konnte ich durch $\frac{1}{3}$—$\frac{1}{2}$ Volldosen bei 4—5 Wehnelt in 2—3 Sitzungen zum Schwinden bringen, während die gleichen Dosen bei 7,5 Wehnelt nicht denselben günstigen und schnellen Erfolg hatten; allerdings handelte es sich hierbei um verschiedene Individuen und die Nachprüfung von symmetrischen, gleichartigen Knoten desselben Individuums steht noch aus. Diese Einzelerfahrung führe ich nur an, um mir den Weg offen zu halten, bei größerer Erfahrung an größeren Serien einzelne Erkrankungen, bei welchen mit kleineren Dosen weicherer Strahlen am schnellsten zum Ziel gelangt werden kann, später abzutrennen.

Die praktischen Erfahrungen aus dem oben Gesagten haben nun folgende Regeln für die Therapie gezeitigt:

Alle Ekzeme, die Psoriasis, Lichen ruber, das Stadium ekzematosum praemycoticum der Mycosis fungoides werden mit wiederholten kleinen Dosen ($\frac{1}{3}$ Volldosen) behandelt; und zwar so, daß zwischen dem ersten und zweiten Drittel 8 Tage, zwischen dem zweiten und dritten Drittel 14 Tage liegen; bevor der Zyklus der nächsten Volldose beginnt, müssen mindestens 21 Tage vergangen sein, um sicher zu sein, daß nicht durch Kumulierung, trotz des Auseinanderziehens der Volldose, ein Erythem eintritt. — Wir beginnen bei dieser Gruppe von Erkrankungen stets mit 7—7,5 Wehnelt Strahlungsgeschwindigkeit; weil diese Strahlungsqualität für die meisten Fälle, wie rein empirisch festgestellt ist, am geeignetsten ist.

Tritt nach dem zweiten Drittel des ersten Zyklus keine Besserung ein, so vergrößern wir nicht die Dose, sondern erhöhen die Strahlungsgeschwindigkeit bis auf 8,5—9 Wehnelt. — Auf diese Weise konnten wir, ohne ein Erythem zu erzeugen, oftmals anfangs refraktäre Affektionen noch heilen.

Die Behandlung der Tumoren besteht darin, in den Tumorzellen solche Strahlenmengen zur Absorption zu bringen, daß die Zellen vernichtet werden, hier sind also von vornherein nur große Dosen angezeigt. Bei den benignen Tumoren (Keloide, Warzen, Angiome) mag es erlaubt sein, den Tumor allmählich zum Schwinden zu bringen, es ist, wie oben gesagt, keine Gefahr hiermit verbunden. Ganz anders bei den malignen Formen (Epitheliome, Karzinome, Sarkome und vielleicht Rotz).

Bei dieser Gruppe muß durchaus vermieden werden, statt der beabsichtigten Abtötung eine Reizung hervorzurufen, denn diese Reizung führt mitunter nicht nur dazu, früher operable Gebiete inoperabel zu machen, sondern kann auch zu einer überraschend schnellen Metastasenbildung Veranlassung geben. Wer es einmal erlebt hat, daß ein vorher jahrelang ruhendes, harmloses Kankroid in wenigen Monaten nach einer Röntgenbestrahlung ad exitum durch Metastasenbildung führt, der wird es begreiflich finden, daß solche Fälle trotz ihrer enormen Seltenheit betont und in den Vordergrund gestellt werden.

Diese Gruppe der malignen Geschwülste ist daher stets von vornherein mit $^3/_4$, $^4/_5$ und in dringlichen Fällen mit $^1/_1$ Volldose zu behandeln, und zwar beginnen wir auch hier mit 7—7,5 Wehnelt. Die Bestrahlungen folgen in drei- bis vierwöchentlichen Pausen. Tritt hier nach der ersten Bestrahlung keine deutliche Besserung ein, ist der Fall entweder dem Chirurgen zu überweisen oder ein weiterer Versuch mit derselben. großen Dose, aber bei geringerem Härtegrad zu machen, bis hinab zu etwa 2 Wehnelt. Nur müssen wir dabei sofort in Rechnung ziehen, daß so weiche Strahlen nur etwa 2—3 mm tief eine Abtötung des Gewebes herbeiführen; reicht der Tumor in größere Tiefe, so ist die Anwendung derart langsamer Strahlung kontraindiziert, der Fall überhaupt zur Röntgentherapie nicht geeignet. Es tritt in einem solchen Fall nämlich eine Erscheinung auf, die vielen Radiologen leider schon aus Erfahrung bekannt ist, es kommt zu einer Eindellung der Oberfläche, während die tieferen Partien energisch zu wuchern anfangen, so daß man bald einen in toto vergrößerten, nur an der Oberfläche eingesunkenen Tumor vor sich hat.

Obwohl bei den benignen Tumoren diese Gefahr durch zu geringe Absorption nicht vorliegt, zeigt die Erfahrung doch, daß auch hier die großen Dosen allein zum Ziele führen; ja, daß in der Regel die benignen Tumoren (mit Ausnahme der Warzen) schwerer zu beeinflussen sind, als das Gros der malignen, d. h. daß ihre spezifische Empfindlichkeit geringer ist, es gelingt z. B. fast nie, ein Keloid oder ein Angiom zur Abheilung zu bringen, ohne daß gleichzeitig eine deutliche Atrophie an Stelle derselben tritt. Es ist zweckmäßig, bei dieser Gruppe von Tumoren von vornherein mit langsamer Strahlung (etwa 5 Wehnelt) zu arbeiten.

Die benignen Tumoren sind nämlich in der Regel schwerer zu zerstören als normale Haut, teils wegen geringer Radiosensibilität, teils wegen zu geringer Absorptionsfähigkeit.

Eine Mittelstellung nehmen nach unseren jetzigen Erfahrungen einige Formen der Hauttuberkulose ein, welche am schnellsten durch ½ Volldosen bei 5—7 Wehnelt beeinflußt werden; bei ihnen scheint Radiosensibilität und Absorptionsfähigkeit gleichzeitig weit größer als bei normaler Haut zu sein.

Diese allgemeinen Gesichtspunkte genügen, um zu zeigen, daß die Vorschläge im folgenden, speziell therapeutischen Teil nicht willkürliche, sondern von bestimmten Gesichtspunkten aus systematisch festgelegte sind. Zur Erklärung aller Erscheinungen reichen diese Ausführungen aber nicht hin. Besonders ist die Erscheinung, daß mitunter einige Erkrankungen, z. B. Karzinome und bisweilen auch Psoriasisfälle, auf Röntgenstrahlen besser reagieren nach einer vorhergegangenen Reizung, nicht erklärt. Natürlich muß hierdurch

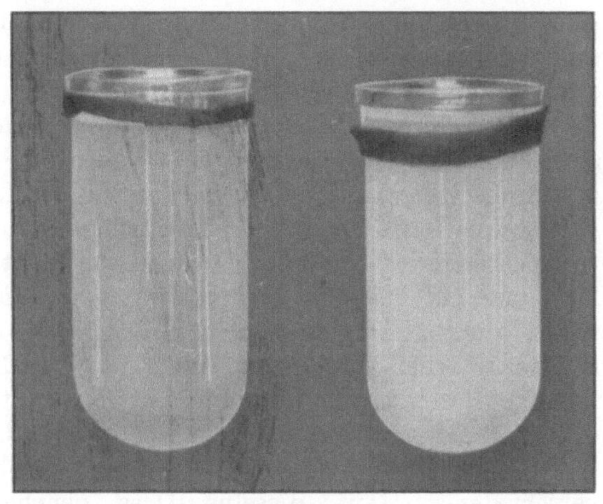

Fig. 44 a.

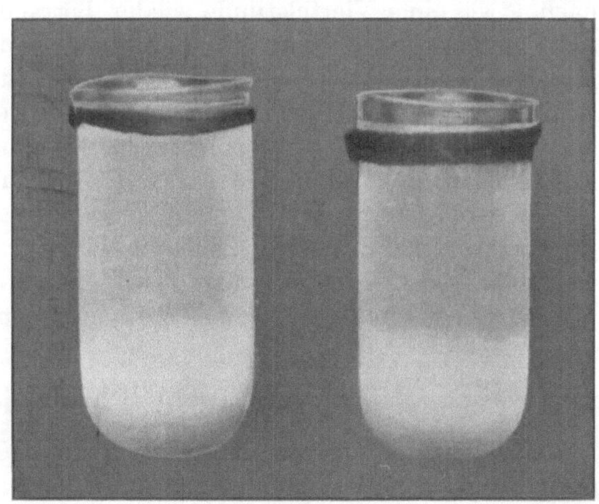

Fig. 44 b.

entweder die spezifische Empfindlichkeit oder die Absorptionsfähigkeit gesteigert werden — aber es ist nicht ersichtlich, wie diese Beeinflussung stattfindet. Ich will hier auf gewagte Hypothesen verzichten und nur feststellen, daß die Art des Reizes nicht gleichgültig ist. Der Reiz durch Licht ist nicht so wirksam wie die unmittelbar vorhergehende Hochfrequenzbestrahlung. Diese Methode der Sensibilisierung ist die einzige mir bekannte, welche in einzelnen Fällen wirklich deutliche Beschleunigung der Abheilung gewährt. Schon Eijkman empfahl 1902 diese Kombination von Hochfrequenz und Röntgenbestrahlung. Nähere Angaben über die Art der Hochfrequenzapplikation habe ich bei diesem Autor nicht gefunden; ich bestreiche mit der Vakuumelektrode bei unipolarer Bestrahlung so lange, bis eine deutliche Rötung der Haut erfolgt und schließe die Röntgenbestrahlung unmittelbar an.

Zum Schlusse dieses Kapitels muß ich noch einmal auf die Frage zurückkommen, ob die Zeit, in welcher eine bestimmte Menge einer bestimmten Strahlenqualität verabreicht wird, für den therapeutischen Effekt eine Rolle spielt? Theoretisch ist eine solche Annahme leicht zu rechtfertigen und auch das Experiment zeigt in vitro, daß die Zeitdauer, in welcher eine bestimmte Quantität der Strahlung einwirkt, nicht gleichgültig ist. In der Fig. 44a ist das erste Glas mit Schwarzscher Flüssigkeit einer $^1/_3$ Volldose in 2 Minuten, im zweiten Glase dagegen in 9 Minuten ausgesetzt werden; der Unterschied in der Menge des ausgefälltem Kalomels in beiden Fällen ist eklatant.

In der Therapie dagegen zeitigten die beiden Röhren, die in so verschiedener Haut dieselbe Dose gleicher Strahlung aussenden, durchaus analoge Resultate bei Ekzemen und bei Psoriasis. Dieses Verhalten wird verständlich, wenn man die beiden Gläser der Fig. 44a nach etwa einer Viertelstunde wieder betrachtet; Fig. 44b zeigt, daß sich in dieser Zeit die Differenzen in beiden Gläsern ausgeglichen haben (das Kalomel ist zu Boden gesunken), d. h. gleiche Energiemengen haben in verschieden langer Zeit eine chemische Änderung hervorgerufen, die anfangs der Einwirkungszeit proportional war, sich aber nach Aufhören der Einwirkung in kürzester Zeit ausglich. — Jedenfalls ist vom praktischen Standpunkt aus zu betonen, daß je kürzer die Zeit, desto leichter ein Versehen in der Dosierung. Bei Bruchteilen von Sekunden wird ein exaktes Dosieren unmöglich. Von diesem Gesichtspunkt aus ist die „Momenttherapie" zu widerraten.

Spezielle Therapie.

Eine Einteilung der Hautkrankheiten nach ätiologischen oder morphologischen Gesichtspunkten ist an sich bisher noch nicht für die gesamten Hautkrankheiten, sondern nur für einzelne Gruppen durchführbar gewesen. Im folgenden habe ich Gruppen von Krankheiten zusammengestellt, welche vom therapeutischen Gesichtspunkt aus gemeinsam besprochen werden können. Es wird stets zuerst das für die ganze Gruppe gemeinsam Geltende besprochen und die Einzelheiten (speziell die Prognose) bei den einzelnen Krankheitsformen gegeben. Das Auffinden einer bestimmten Krankheit wird an der Hand des Registers dennoch leicht sein.

I. Gruppe.

Hierher gehören diejenigen Krankheiten, welche auf kleine Dosen hin erfahrungsgemäß leicht abheilen, sobald für diese Dosen die richtige Strahlungsqualität gewählt wird (qualitative Wirkung).

Typus der Behandlung: Es werden Strahlen von 7,0—7,5 Wehnelt Strahlungsgeschwindigkeit in ⅓ Volldosen nach Sabouraud - Noiré verabreicht. (Die Volldose wird unter Beobachtung von Milliamperemeter und paralleler Funkenstrecke ausgemessen, „Teinte B" nach Sabouraud - Noiré, und dann bei genau denselben Verhältnissen nur ⅓ der hierzu erforderlichen Zeit im richtigen Abstand bestrahlt.) Das zweite Drittel wird 8 Tage nach der ersten Bestrahlung verabfolgt, das letzte Drittel erst 14 Tage nach dem zweiten. Damit ist der Zyklus der ersten Volldose geschlossen, und ein eventuell nötig werdender weiterer Zyklus darf frühestens nach 21 Tagen erfolgen (äußerster Termin, bis zu welchem nach der letzten Dose bisher noch das Auftreten einer Rötung beobachtet ist).

Tritt ausnahmsweise bei dieser Dosierung — was wohl nur infolge von unexaktem Arbeiten oder schlecht gewordenen Dosierungstabletten möglich ist — dennoch einmal eine Rötung ein, so muß man das Verschwinden der Rötung (oft 3—4 Wochen) und dann noch 3 Wochen abwarten, bevor man von neuem bestrahlen darf, man muß in diesem Fall mit einer überempfindlich gewordenen Haut rechnen. Tritt eine Rötung nicht auf, so darf man, wie erwähnt, dennoch die Bestrahlungen nicht ad infinitum in dem gleichen Tempo fortsetzen, sondern muß nach etwa dreimaliger Verabreichung des ganzen Volldosen-Zyklus eine längere Pause von etwa 2 Monaten eintreten lassen.

Bei dieser Gruppe werden bei dem ersten Zyklus nur besonders empfindliche Teile abgedeckt (Hoden und Ovarien), bei späteren Zyklen ist es natürlich vorsichtiger, alles Terrain, das nicht mitbestrahlt werden muß, abzudecken (cf. Abdeckung).

Modifikation: Wenn nach den ersten beiden Dritteln keine deutliche Besserung zu sehen ist, so nimmt man keine größere Dose, sondern bleibt im angegebenen Schema der Dritteldosen — Schema I —, aber nimmt die Strahlungsqualität härter (schnellere Strahlung), und zwar bis 8,5 und 9 Wehnelt. Daß der Erfolg über diesen Härtegrad hinaus noch gesteigert wird, konnten wir bisher nicht beobachten. — Der Grund, warum wir nicht von vornherein die schnelle Strahlung von 8—9 Wehnelt für diese Gruppe ein für allemal wählen, ist der, daß wir bei den nicht refraktären Fällen mit der Strahlung von 7,0—7,5 Wehnelt bis jetzt schneller zum Ziele kamen.

Zu dieser Gruppe gehört zunächst:

Das Ekzem.

Die Abheilung des Ekzems durch Röntgenstrahlen sichert — wie zu erwarten war — nicht vor Rezidiven. Ekzemrezidive können sogar auf röntgenatrophisierter Haut auftreten; ein Grund mehr für uns, die Bestrahlung nicht bis zu diesem Grade zu treiben. — Die Ekzeme sieht der Radiotherapeut meist erst, wenn sie in ein chronisches Stadium getreten sind. Vor Einleitung der Röntgentherapie, wenn nicht die Lokalisation (Gesicht und Hände) es für einzelne Patienten unangezeigt erscheinen läßt, halte ich für geboten, zunächst die Salbenbehandlung in ihr Recht treten zu lassen; die Methode ist billiger, und alte Erfahrung lehrt, daß hier keine Spätfolgen zu befürchten sind, während die Röntgentherapie auf diesem Gebiete — wie gesagt — immer noch neue Überraschungen bringt. Daß auch Ekzeme für den Patienten sehr störende und schwere Erkrankungen sein können, ist allgemein anerkannt, und in diesen Fällen tritt bei Versagen der Salbentherapie die Radiotherapie in ihr Recht. Rezidive sind in der Regel nicht schwerer zu behandeln als die

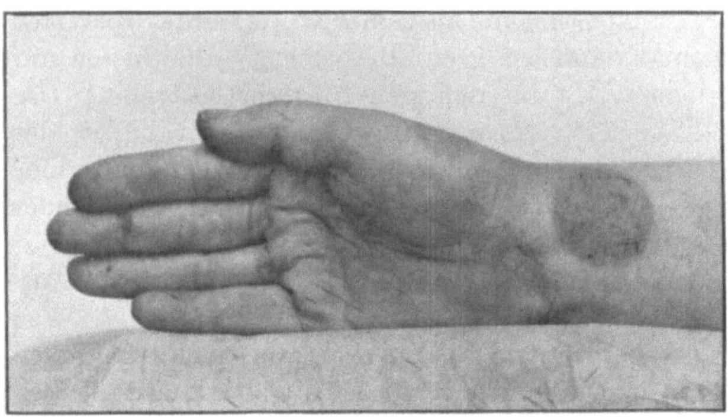

Fig. 45 a.
Nummuläres Ekzem.

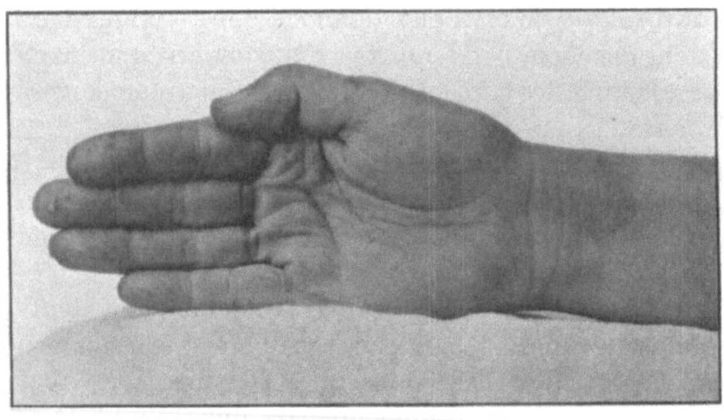

Fig. 45 b.
Dasselbe nach Verabreichung $^{1}/_{3}$ Volldose.

erste Erkrankung. Gegen die Bestrahlung von Ekzemen im akuten Stadium sprechen keine andern Gründe als die eben angeführten, wo ich sie discendi causa ausgeübt habe, war der Erfolg durchaus befriedigend.

Da nicht alle Ekzeme gleich gut auf die Röntgenbestrahlung reagieren, ist eine Besprechung einzelner Typen schon wegen der Prognose von Wichtigkeit.

Das **nummuläre Ekzem,** die scharf umschriebene, peripher fortschreitende Form des Ekzems, welche klinisch sofort an Pilzerkrankung erinnert, bei welcher aber keine Pilze gefunden werden, ist für die Röntgenbestrahlung ein sehr dankbares Gebiet. Die Abbildung (Fig. 45a u. b) zeigt das Bestrahlungsresultat nach Verabreichung einer einzigen Dritteldose. Ein Rezidiv ist, solange ich den Fall beobachtet habe ($^3/_4$ Jahre), nicht eingetreten. Diese schnelle Abheilung halte ich für häufig und bilde deshalb den Fall ab, obwohl ich mich bemüht habe, auf sog. Renommierfälle ganz zu verzichten und vielmehr den typischen Verlauf und die eventuellen Schwierigkeiten in der Therapie hervorzuheben.

Das Gewerbeekzem bietet der Therapie oft etwas hartnäckigen Widerstand; meine Beobachtungen erstrecken sich hauptsächlich auf Ekzeme, hervorgerufen durch Gips, Möbelpolitur, Schmieröl, Seife und Lauge, dann durch die verschiedenen Chemikalien bei Chemikern und Desinfizientien bei Pflegepersonal und Ärzten, dann auf die Hand-

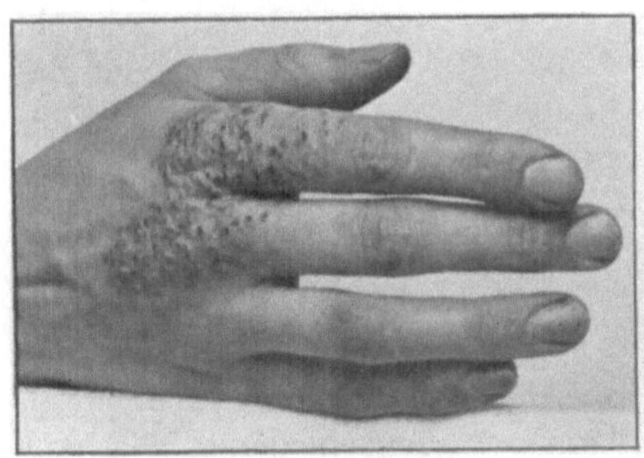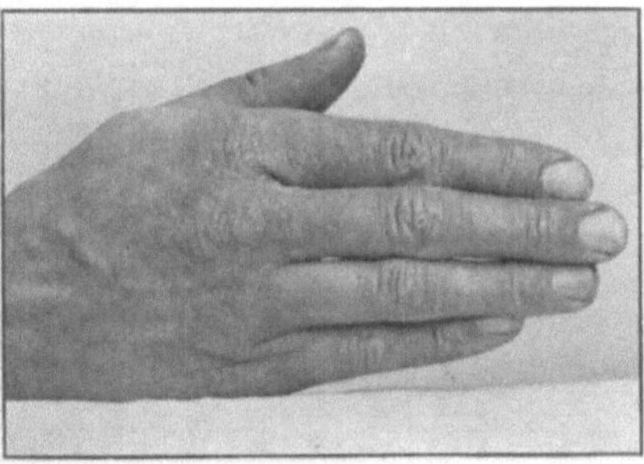

Fig. 46 a.   Fig. 46 b.

Wäscherinnenekzem.

und Vorderarmekzeme der Kellner, welche wahrscheinlich durch Bier auf der durch Waschen gereizten Haut hervorgerufen werden. Gemeinsam ist von diesen Ekzemen zu sagen, daß sie in der Regel auf dem Handrücken etwas früher beeinflußt werden als die in der Hohlhand. Jede Noxe scheint leichter und schwerer beeinflußbare Fälle hervorrufen zu können. Aus meinem Material habe ich den Eindruck gewonnen, daß nur die Schmierölekzeme in allen Fällen schwerer zu beeinflussen sind. Diese Ekzeme erfordern selten weniger als einen ganzen, mitunter aber auch 3 Volldosen-Zyklen und in seltenen Fällen mehr zur Abheilung. Die erste Abbildung (Fig. 46 a u. b) zeigt aus dieser Gruppe ein Wäscherinnenekzem, welches nach dem ersten Zyklus bei 7,5 Wehnelt abgeheilt ist. Die zweite (Fig. 47 a u. b) ein Schmierölekzem, das nach dem 3. Zyklus abgeheilt war, aber seither durch 2 Jahre hindurch an den verschiedensten Stellen der Hand immer wieder rezidiviert. Es ist dies erklärlich, da sich der Patient nicht entschließen kann, seinen Beruf des Ekzems wegen aufzugeben. Die Abheilung der kleinen Rezidive erfolgt jetzt meist durch einen Zyklus. — Der dritte Fall (Fig. 48)

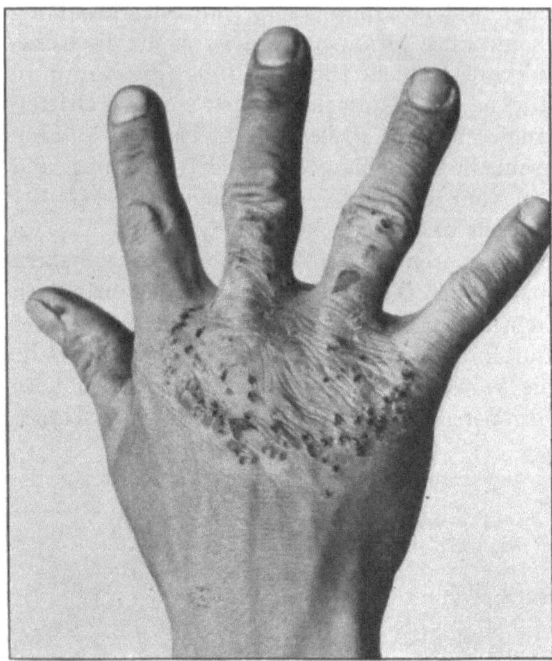

Fig. 47 a.

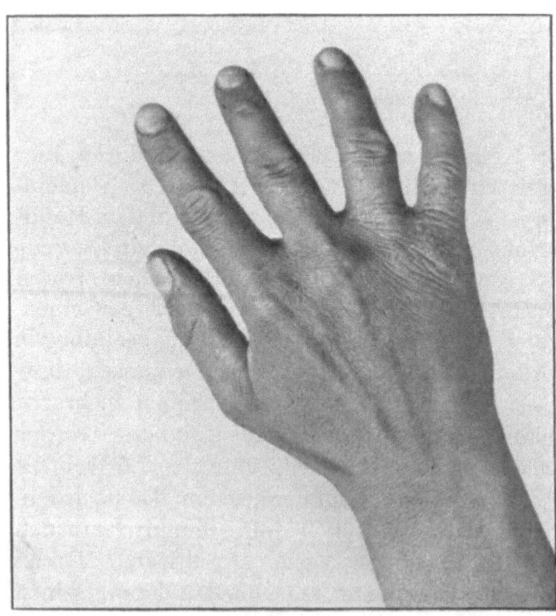

Fig. 47 b.
Schmierölekzem.

betrifft die Hohlhand bei einem Chemiker, dies Ekzem war gegen Salben-behandlung völlig refraktär, die Hornschicht stark verdickt und rissig, teilweise in unregelmäßiger Form abgestoßen, das bloßliegende Epithel nässend und stellenweise Bläschen zeigend. Die Heilung — dies Bild fehlt — trat nach einem Zyklus bei 7,5 Wehnelt ein, und ist, obwohl der Patient seinen Beruf wieder aufgenommen hat, seit ¼ Jahr nicht rezidiviert.

Eine gleichzeitige Salbentherapie konnte ich bei diesen Ekzemen entbehren; in den Fällen, in denen ich eine solche ausnahmsweise versuchte, hatte ich eher den Eindruck einer Verzögerung der Heilung. Bei den Ekzemen der Hohlhand, die mehr als einen Zyklus zur Besserung nötig haben, sieht man die Haut mitunter ungemein trocken und spröde — mit und ohne Rhagaden — werden, während das eigentliche Ekzem noch nicht völlig abgeheilt ist; in diesem Stadium höre ich mit der Röntgenbestrahlung auf und versuche, mit 1—2%-

iger Salizylvaseline die Sprödigkeit der Haut zu bekämpfen, und be-
decke eventuelle Rhagaden mit amerikanischem Kautschukheftpflaster;
nur wenn das Ekzem deutlich wieder schlechter wird, nehme ich nach
6—8 wöchentlicher Pause die Röntgenbehandlung wieder auf.

Eine gleichzeitige Salbenbehandlung ist nicht ratsam, weil eventuelle Salben- und Röntgenreizung nicht auseinanderzuhalten sind,
und ich erinnere hier noch einmal daran, daß es an sich oft schon
schwer ist, zu unterscheiden, ob noch Ekzemreste oder schon die
eigentümliche, oben beschriebene hyperkeratotische Reaktionsform vorliegt; hier entscheidet das Schmerzgefühl; der Patient kann durchweg
den Reaktionsschmerz von dem juckenden Ekzemschmerz unterscheiden.

Nur in vereinzelten Fällen (bei Wäscherinnenekzem) hatte ich
den Eindruck, daß durch die Röntgenbehandlung allmählich eine Ab-
härtung der Haut ein-
trat, so daß die Rezi-
dive seltener wurden,
einmal sogar 1½ Jahr
hindurch ganz ausblie-
ben und zur Zeit noch
nicht wieder aufgetreten
sind.

Die bei manchen
Gewerben (Satinholz-,
Lackarbeitern, Gärtnern
[Primula sinensis und
obconica]) mitunter auf-
tretenden akuten Derma-
titiden beruhen wohl
auf Idiosynkrasie, sub-
lata causa erlischt hier

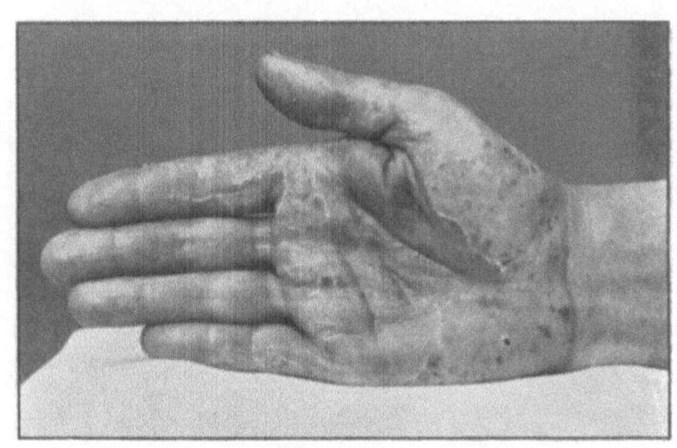

Fig. 48.
Ekzem eines Chemikers.
(Abbildung nach Abheilung ist auch aufgenommen.)

die Krankheit unter palliativer milder Behandlung (Umschläge, Salben),
meist ohne in ein chronisches Stadium überzugehen, so daß hier
die Röntgentherapie nicht angezeigt ist; entsteht auf dieser Basis —
wie es wohl bei Lackarbeitern vorkommt — einmal ein chronisches
Ekzem, so besteht für die Röntgenbehandlung keine Kontraindikation;
ein Vermeiden von Rezidiven wird aber nur durch Fernhalten der Schädlichkeit erzielt werden können.

Das **Ekzema tyloticum manuum** ausführlich zu besprechen, liegt
kein Grund vor, es ist eine Hyperkeratose, mit den verschiedenartigen
Entzündungserscheinungen verbunden. Die Röntgenbehandlung ist
hier durchaus angezeigt und dieselbe wie beim Gewerbeekzem.

Bei dieser Gelegenheit möchte ich nur kurz daran erinnern, daß
bei allen diesen Ekzemen, wenn sie einseitig sind, stets erst die tertiäre
Lues auszuschließen ist; auch wenn die Art der Beschäftigung ein

einseitiges Auftreten erklärt, ist Vorsicht nötig; aus dem Aussehen allein dürfte es in einzelnen Fällen auch für den Geübten schwer sein,

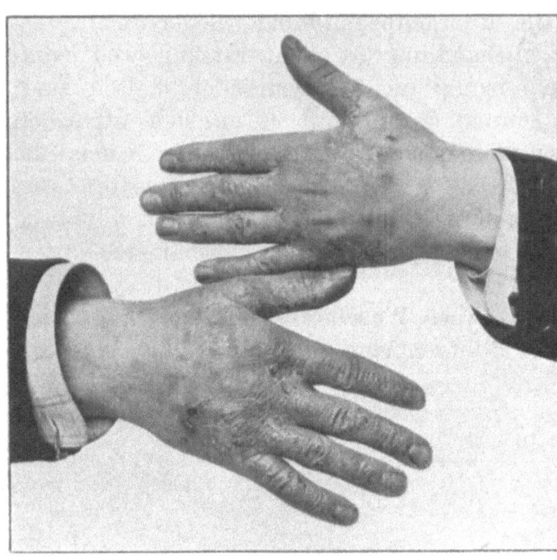

Fig. 49 a.

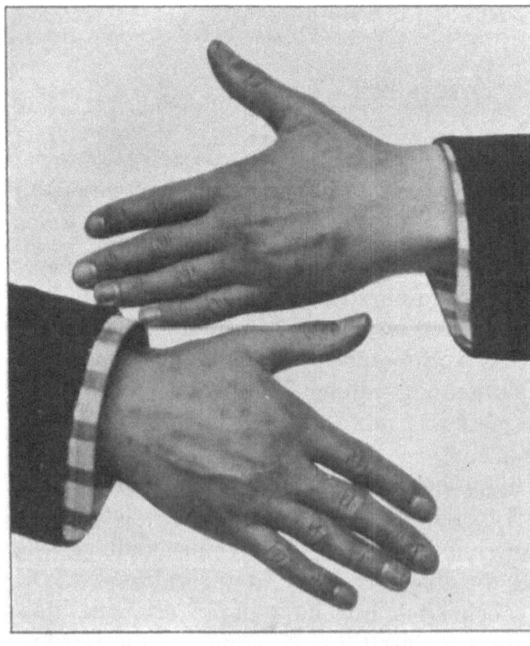

Fig. 49 b.

eine sichere Diagnose zu stellen. Die oft schwierige Differentialdiagnose gegen atypische Psoriasisformen ist praktisch von geringer Bedeutung, da die therapeutischen Maßnahmen dadurch nicht berührt werden.

Die **Acrodermatitis suppurativa chronica** (Hallopeau) ist zwar eine seltenere — wenigstens selten diagnostizierte — Krankheit, ihr Verhalten den Röntgenstrahlen gegenüber rechtfertigt indes eine etwas nähere Besprechung. In den „Krankheiten der Haut" von Neißer und Jadassohn (Handb. der prakt. Med. von Epstein u. Schwalbe, III. 2. S. 101) findet sich im Anschluß an die Gewerbeekzeme folgende Beschreibung:

„Im Anschluß erwähne ich die am besten unter der Bezeichnung Akrodermatitis zusammenzufassenden Erkrankungen, welche durch ihre Lokalisation an den Endgliedern der Extremitäten und ihre fortwährenden Rezidive ausgezeichnet sind. Sie zeigen sich nicht immer in einer typisch ekzematösen Form, oft in bald desquamativen, bald vesikulösen und pustulösen Prozessen, und sind oft von Wachstumsstörungen und Verlust der Nägel begleitet. Dazu gesellt sich ein lebhaftes, brennendes Jucken. Hin und wieder bleibt die Eruption nicht auf die Finger einer oder beider Hände und Füße beschränkt, sondern ergreift größere Partieen des Körpers. Französische und englische Autoren fassen das Leiden als Folge vasomotorischer und trophischer Störungen auf. Oft ist es an bestimmte Jahreszeiten gebunden. Die Prognose ist im ganzen ungünstig, weil die Krankheit allen Heilversuchen starken Widerstand entgegensetzt (s. Hallopeau, Les acrodermatitis continues. Revue génér. de clinique et de thérapeutique, 12. Fevr. 1898. Refer. Ann. de Dermat. 1898, S. 818. Ferner Traité pratique, S. 838).‘‘ Gegen diese sonst so schwer zu beeinflussende

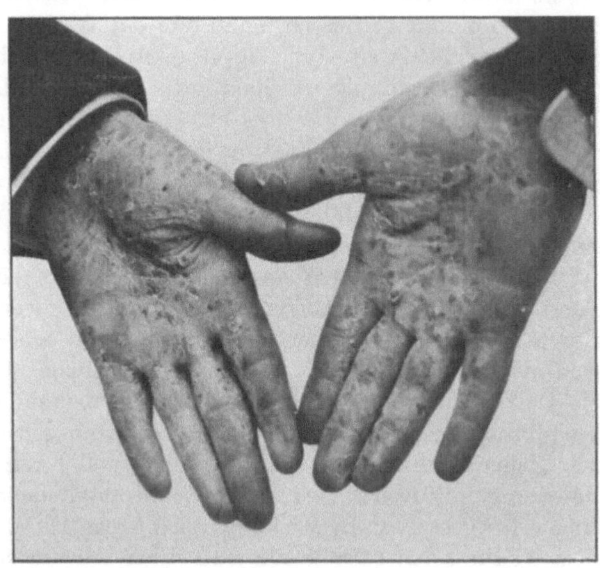

Fig. 49 c.

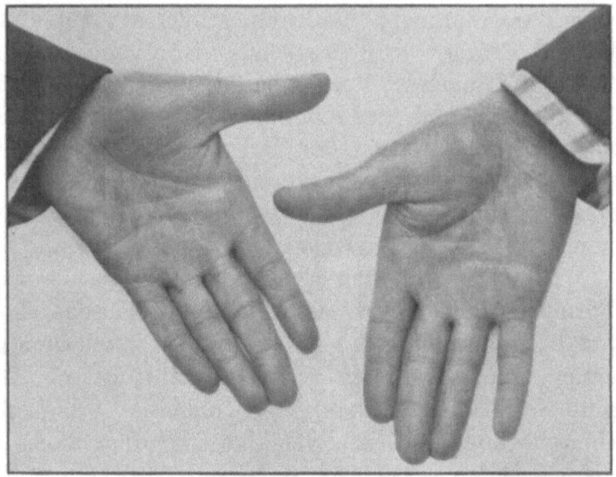

Fig. 49 d.

Krankheit haben die Röntgenstrahlen einen geradezu spezifischen Einfluß, wie schon Hallopeau erwähnt. Im letzten Jahr behandelte ich zwei Fälle dieser Erkrankung, welche beide nach der ersten Sitzung ($^{1}/_{3}$ Volldose bei

7,5 Wehnelt) eine überraschende Besserung zeigten. Der erste Fall
bestand seit mehreren Jahren und hatte jeder medikamentösen Behandlung getrotzt. Die Behandlung bis zur Beseitigung der letzten Symptome erforderte 6 Sitzungen nach dem üblichen Schema, seither
ist über ein Jahr verflossen, ohne daß ein Rezidiv an den Händen aufgetreten ist. Der zweite Fall (Fig. 49 a—d) befand sich zwei Jahre hindurch
in sorgfältiger, ständiger dermatologischer Behandlung, ohne daß eine
Besserung eingetreten war; hier erfolgte die erste Heilung noch prompter
nach einem Zyklus; nach etwa ¼ Jahr traten einige stecknadelkopf-
große Bläschen am Daumenballen auf, welche durch eine Sitzung beseitigt wurden. ¼ Jahr später verließ der Patient, ohne daß wieder
ein Rezidiv aufgetreten war, Berlin.

Das seborrh. Ekzem des Kopfes erfordert eine Modifikation der
Therapie wegen des drohendes Haarausfalles; es werden nur zwei Drittel-
Dosen und auch diese nicht im Abstand von 8, sondern von 14 Tagen
verabreicht, dann folgt die dreiwöchentliche Pause. Hier leistet
die Bestrahlung nicht mehr als die Salbenbehandlung, d. h. die leicht
beeinflußbaren Fälle reagieren auch auf Röntgenstrahlen, während bei
den gegen medikamentöse Behandlung völlig refraktären Formen die
Besserung mit Röntgenstrahlen eine bedenkliche Sache ist, weil unter
länger fortgesetzter Behandlung doch stets Haarausfall droht. — Als
Beispiel für solch refraktären Fall führe ich ein seborrhoisches Ekzem
des Kopfes an, das einem mykotischen Ekzem so ähnlich war, daß
erst nach wiederholten mikroskopischen und kulturellen Untersuchungen
die Diagnose auf Seborrhoe gestellt wurde. Die Salbenbehandlung
war durch Monate hindurch erfolglos; kleine Röntgendosen hatten
keinen Erfolg, vorübergehende Röntgenepilation führte nicht zum
Ziel, auf dringendes Verlangen des Patienten setzten wir die Bestrahlung
bis zur Atrophie der Kopfhaut fort, und trotzdem treten auch jetzt
noch an den Grenzen der atrophischen Partieen Rezidive auf. Wenn
solche Fälle auch recht vereinzelt sind, lassen sie die Frage dennoch
gerechtfertigt erscheinen, ob die Radiotherapie für diese Erkrankung
nennenswerte Vorteile gegen die Salbentherapie bietet.

Die seborrhoischen Ekzeme des Körpers, sowohl die psoriasisartige
Form, als die intertriginösen Ekzeme bei seborrhoischer Haut, sind ein
für die Bestrahlung dankbares Gebiet. Nach dem gewöhnlichen Schema
erzielt man hier nach meiner Erfahrung mit 2—3 Sitzungen schon
gute Resultate; man kann hier wohl eine Verbesserung gegen die Salbentherapie konstatieren. Rezidive sind aber auch bei der Radiotherapie
die Regel.

Die Seborrhoea oleosa faciei ist sicher in einzelnen Fällen auch
mit kleinen Röntgenstrahlendosen (Schmidt) zu bessern, ein Versuch nach unserem Schema dürfte also gestattet sein; tritt der Erfolg
aber nicht nach dem ersten Zyklus prompt ein, so ist die Erkrankung
immerhin doch so unwesentlich, daß jede nicht indifferente Behand-

lungsweise auf keinen Fall längere Zeit hindurch fortgesetzt werden sollte; muß es sich doch dabei um eine Lähmung oder gar Zerstörung von Talgdrüsen handeln, deren Radiosensibilität uns nicht genau bekannt ist, deren oft schwere Beeinflussung wir beim Rhinophym aber kennen lernen werden.

Perianale und perivulväre Ekzeme reagieren meist prompt, soweit der Juckreiz in Frage kommt; diese juckstillende Wirkung ist aber meist vorübergehend. Zur definitiven Abheilung dieser Ekzeme bedarf es oft sehr lange fortgesetzter Behandlung, und gerade für diese Fälle möchte ich die Regel, mit dem Härtegrad schon nach der ersten oder zweiten erfolglosen Sitzung zu steigen und die Dosen nicht zu vergrößern, in Erinnerung rufen. Es ist nutzlos, hier große Dosen zu verabreichen; als Beleg hierfür möge folgender Fall dienen: ein perivulväres Ekzem mit indurierten Knötchen wurde $^3/_4$ Jahr hindurch nach unserem Schema bestrahlt, es trat dabei zeitweilige Besserung und zeitweiliges Aufhören des Juckens ein, intra menses aber war häufig akute Exazerbation zu konstatieren. Da Patientin unter dem Jucken stark litt, wurde vom Schema abgewichen und einmal bis zur leichten Reaktion bestrahlt, die Reaktion trat etwa 14 Tage nach der Bestrahlung ein, das Jucken wurde durch ein Brennen ersetzt, das fast angenehm empfunden wurde; dann trat eine etwa dreimonatliche Pause ein, in der objektiv und subjektiv solche Besserung zu konstatieren war, daß wir an Heilung dachten. Einen Monat später zeigte die Patientin ein heftiges Rezidiv in der alten Ausdehnung, nur war jetzt das Ekzem durch eine hinzugetretene Röntgenatrophie mit deutlicher Teleangiektasieenbildung kompliziert, so daß wir auf die früher wenigstens vorübergehend gut wirkenden kleinen Dosen gänzlich verzichten mußten.

Diesen Fall habe ich ausführlicher erwähnt, obwohl ich auch gut zu beeinflussende Fälle gesehen habe, weil ich im großen und ganzen den Eindruck habe, daß nur die leichteren, auch sonst gut beeinflußbaren Fälle für Röntgenbestrahlungen dankbar sind. Ich konnte jedoch gegen Röntgenbestrahlungen refraktäre Fälle von penianalem Ekzem sehr gut beeinflussen, indem ich leichte Lichtreaktionen (unter Abdeckung der Umgebung) hervorrief und schon beim Abklingen der Reaktion Chrysarobin in starken Verdünnungen (1 : 1000 — 1 : 500 — 1 : 100 in Traumaticin oder Zinkpaste) anwendete. Bei öfterer Wiederholung dieser Prozedur habe ich sogar in ganz veralteten Fällen noch Heilung eintreten sehen.

Da es nach meiner Überzeugung also eine bessere und ganz unbedenkliche Methode gibt, halte ich für die schweren Fälle die Röntgenbehandlung nicht für das ideale Mittel. Wo die Röntgenbestrahlung angewendet wird, ist auf jeden Fall bei jüngeren Männern eine sorgfältige Abdeckung des Skrotums nie zu versäumen. Die Knieellenbogenlage ist oft bequemer als die Rückenlagerung mit gespreizten Beinen. Bei

eisernen Kniestützen ist besonders zu beachten, daß die Zuleitungsdrähte nicht in die Nähe derselben kommen, gewöhnlich genügt es,
die Drähte durch einen Bindfaden von den Metallteilen wegzuziehen.

Bei Vulvaekzemen denke man — auch bei jüngeren Individuen —
stets an Diabetes, besonders wenn die Urethralmündung genau im
Zentrum einer geröteten, infiltrierten Fläche steht. Bei sehr hartnäckigen Analekzemen kleiner Kinder habe ich, nachdem Würmer
und Verdauungsstörungen als Ätiologie ausgeschlossen waren, mich vor
Radiotherapie nicht gescheut; da auf diesem Gebiete die Erfahrungen
gering sind, habe ich vorsichtshalber nur ¼ Volldosen bei 7,5 Wehnelt
angewandt, und es schwand das Ekzem in einem Fall nach einer Sitzung,
in einem anderen Fall nach zwei Sitzungen, welche ich im Abstand
von 14 Tagen vornahm. —

Die Neurodermitis chronic. circumscripta (Lichen Vidal) reagiert
auf die typische Behandlung oft gut, so daß ein Versuch mit Radiotherapie wohl stets gestattet ist. Allein bei dieser Erkrankung scheinen
im Gegensatz zu anderen Ekzemen die Rezidive ständig schwerer beeinflußbar und in einzelnen Fällen schließlich ganz refraktär gegen
die Bestrahlung zu werden. In solchen Fällen habe ich Dosis und Härtegrad nach allen Richtungen hin modifiziert — völlig erfolglos. In
diesen Ausnahmefällen halte ich demnach ein Forcieren der Röntgenbehandlung für verfehlt. Als ultima ratio hat mir in derartigen Fällen
eine schwache Pyrogallol-Traumatizinlösung (1 : 1000 — 1 : 100) noch
gute Dienste geleistet; ein schmiegsamer Deckverband mit Mastixlösung
(Helfenberg), der gut angelegt mitunter 14 Tage hält, ist dabei oft
vorteilhaft.

Die Neurodermitis chronic. disseminata ist im ganzen wohl immer
gut zu beeinflussen, nur darf man keine schnelle Heilung erwarten,
deshalb ist es ratsam, hier gleich von vornherein zwischen den einzelnen
Zyklen größere, 5—8 wöchentliche Pausen, eintreten zu lassen. Der ab-
gebildete Fall (Fig. 50 a u. b) darf als ein recht ausgedehnter (Hals, Arme,
Beine), aber nicht als besonders refraktärer, sondern als Typus ange-
sehen werden. Das Ekzem bestand seit etwa acht Jahren, ständig
starker Juckreiz, aber keine gut durchgeführte Therapie. Die Behandlung wurde mit einigen größeren Pausen etwa 1½ Jahr lang fortgesetzt, in dieser Zeit aber nur 22 Bestrahlungen vorgenommen, die
anfänglich häufigen Rezidive wurden dabei stets seltener und gering-
fügiger. Die vorläufige Heilung ist überall eingetreten und dauert
bisher etwa sieben Monate ohne Rezidiv.

Die Neurodermitis chronic. verrucosa ist eine nicht sehr häufige
Erscheinung, meist ist die Krankheit an den Unterschenkeln lokalisiert, aber auch am Rumpf habe ich dieselbe gesehen, sie besteht aus
zirkumskripten Plaques mit nur wenigen ausgesprengten Effloreszenzen,
meist jedoch ist sie strichförmig angeordnet. Die Ähnlichkeit dieser
Form mit dem Lichen ruber verrucosus kann so groß sein, daß erst

die histologische Untersuchung — diese aber auch eindeutig — die
Diagnose sichert. Ob bei dieser Krankheit die Röntgenbehandlung
der Salbentherapie vorzuziehen ist, kann ich z. Z. noch nicht entscheiden; sicher ist, daß diese Erkrankung durch Salbenverbände gut
beeinflußbar ist. Gegen Röntgenbehandlung scheinen einzelne Fälle
recht refraktär; ein derartiger Fall ist in der Literatur als geheilter
Lichen ruber verrucosus verzeichnet, ich hatte Gelegenheit, den Fall nach

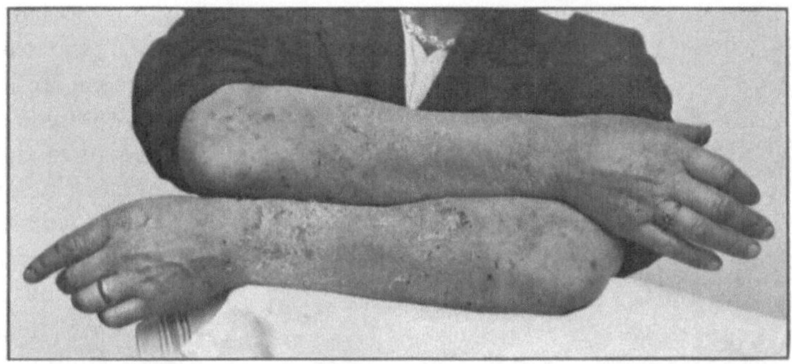

Fig. 50 a.

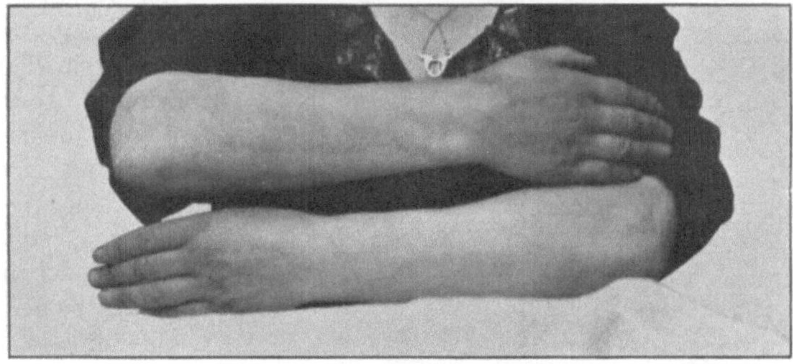

Fig. 50 b.
Neurodermitis chronica disseminata.

Jahren nachzuuntersuchen, die Krankheit war wieder strichförmig
rezidiviert — histologisch sichere Neurodermitis verrucosa —, und aus
den hochgradigen Röntgenatrophieen kann geschlossen werden, daß die
Erkrankung seinerzeit intensiv behandelt werden mußte. — Auch hier
schlage ich vor, wenn der gewöhnliche Behandlungsmodus nicht deutliche und schnelle Besserung zeitigt, nichts mit den Bestrahlungen
erzwingen zu wollen.

Prurigo Hebrae ist eine häufig medikamentös recht schwer zu
beeinflussende Krankheit, welche schon im Kindesalter beginnt; da

ich aus der Kinderpraxis naturgemäß nur refraktäre Fälle zur Behandlung überwiesen bekomme, darf ich trotz einer geringen Zahl eigener Fälle doch den sonstigen günstigen Erfahrungen beistimmen. Erst nachdem ich mich überzeugt hatte, daß die Erfahrungen des Experiments am jungen Tier nicht auf das Kind zu übertragen sind, habe ich auch bei kleinen Kindern bis hinab zu zwei Jahren Röntgenbestrahlungen angewandt, und zwar bis zu ⅓ Dosen bei 7,5 Wehnelt wie beim Erwachsenen, nur habe ich schon nach zwei Bestrahlungen stets die mindestens dreiwöchentliche Pause eintreten lassen. Der Erfolg war bisher durchaus zufriedenstellend, nur kann ich über die Dauer der Heilung aus eigener Erfahrung nichts aussagen, in der Literatur wird die Häufigkeit der Rezidive wiederholt betont. Aber schon die juckstillende Wirkung für 4—6 Wochen, wie ich sie selbst beobachten konnte, ist ein nicht gering zu achtender Gewinn. —

Gegen die Röntgenbehandlung **der Acne und Rosacea** habe ich dieselben Bedenken, die ich bei der Seborrhoea

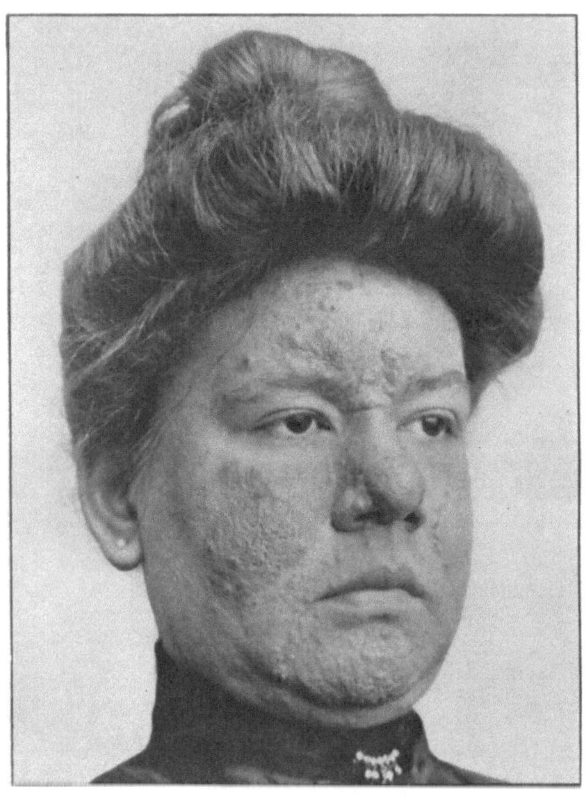

Fig. 51.
Rosacea während ³/₄ Jahr ohne Erfolg mit X-Strahlen behandelt.

oleosa faciei vorgebracht habe. Wohl habe ich selbst entzündliche Infiltrate zurückgehen und dadurch Besserung eintreten sehen, solch Resultat ist aber gewöhnlich auch auf anderem Wege zu erreichen und nicht als Heilung zu bezeichnen. Eine Talgdrüsenvernichtung erst würde die Heilung dauernd machen, und wie sich zu den hierzu erforderlichen Dosen die Haut verhalten würde, ist sehr fraglich, denn es gibt Fälle, und einen solchen zeigt das Bild (Fig. 51), in welchen ich

$^3/_4$ Jahr hindurch die verschiedensten Qualitäten in $^1/_3$ und $^1/_2$ Volldosen in den zulässigen kürzesten Zeitabständen gegeben und schließlich einmal bis zum Erythem bestrahlt habe. Ich glaube hiermit,
obwohl keine Dauerschädigung eintrat, die Grenzen des Erlaubten
überschritten zu haben. Eine Besserung ist nicht eingetreten, die
Talgdrüsen waren nicht zerstört, die Behandlung wurde abgebrochen,
da ich die absichtliche Herbeiführung einer Atrophie im Gesicht nicht
für erlaubt halte wegen der Neigung röntgengeschädigter Haut zu
malignen Neubildungen an exponierten Stellen. Außerdem ist es sehr
die Frage, was kosmetisch besser ist, ob eine Röntgenatrophie oder
eine Rosacea.

Die Sycosis non parasitaria verhält sich gegen die Bestrahlungen
recht verschieden; ich behandle diese Fälle alle nach dem angegebenen
Schema der $^1/_3$ Dosen; wohl die Mehrzahl der Fälle wird auf diese
Weise günstig beeinflußt und zum Teil nach 2—3 Zyklen geheilt. In
Fällen, welche auf diese Weise nicht reagieren, liegt es nahe, zur Röntgenepilation durch eine $^4/_5$ Volldose zu schreiten; ich rate hiervon ab,
ich habe derartige Fälle sogar mehrfach epiliert und gleichzeitig Desinfizientien angewendet, ohne zur Heilung zu gelangen. Einen Fall
habe ich selbst bis zur leichten Atrophie und dauerndem Haarverlust
bestrahlt, mit demselben negativen Erfolg. Dagegen konnte ich in
einzelnen äußerst hartnäckigen Fällen eine Besserung, wenn auch nicht
Heilung, konstatieren, wenn ich Hochfrequenzbehandlung (Unipolar-
Vakuumelektrode) und Bestrahlung kombinierte. Für diese oft so
hartnäckige Krankheit möchte ich also folgende Therapie vorschlagen:
Tritt nach der ersten Sitzung ($^1/_3$) keine Besserung ein, so wähle man
schon für die zweite die Strahlung härter (8 Wehnelt) und kombiniere mit Hochfrequenzbehandlung, die Behandlung wird nach dem
Schema bis zum Abschluß des zweiten — höchstens dritten — Zyklus
fortgesetzt. Ist hiernach die Heilung nicht nahezu vollendet, so eignet
sich der Fall überhaupt nicht zur Radiotherapie. Die Chancen, durch
Epilationsdosen das zu erreichen, was auf dem angegebenen Weg nicht
gelang, sind äußerst gering.

Die Trichophytia superficialis barbae behandle ich genau wie die
Sycosis non parasitaria und habe in den behandelten Fällen auch ohne
Epilation sehr günstige Erfolge gesehen. Da nachgewiesen ist, daß
die Röntgenstrahlen die Pilze nicht abtöten, halte ich solche Fälle
für beweisend dafür, daß durch die Bestrahlung der Nährboden für
die Pilze verdorben wird (cf. weiter unten Nagelfavus).

Das Kerion Celsi (Trichophytia profunda) behandle ich nicht mehr
mit Röntgenstrahlen, eine gleichzeitige palliative Behandlung, Er-
öffnung der Abszesse, Erweichung und Desinfizierung der erkrankten
Stelle durch warme Sublimatkompressen und Sublimatalkoholverbände
lag stets im Interesse des Patienten, und ich konnte mich an einzelnen Fällen überzeugen, daß die Abheilung auf diese Weise

in derselben Zeit erreicht wird, ob gleichzeitig bestrahlt wird oder nicht.

Die Ichthyosis ist in der Literatur spärlich erwähnt und als wenig beeinflußbar bezeichnet, eigene Erfahrung fehlt; doch möchte ich die Ekzeme auf leicht ichthyotischer Kinderhaut, die oft sehr schwer zu behandeln sind, erwähnen. Diese Ekzeme werden oft gut beeinflußbar, wenn man durch Lichtbehandlung (Axmann) die Haut 2—3 mal in leichte Reaktion versetzen kann (Uviol-, Quarzlampe); oft wird dann die vorher erfolglose Salbentherapie zum Ziele führen, in ganz hartnäckigen Fällen ist nach dieser Vorbehandlung eine Röntgentherapie (nach dem Schema) zu versuchen.

Die in der Literatur erwähnte Besserung der beiden Fälle von **Epidermolysis bullosa hereditaria** war, wie ich erfahren habe, nur eine vorübergehende. Bei weiteren Versuchen würde ich auch hier die Anwendung unseres Schemas der Dritteldosen vorschlagen.

Menstrualekzem habe ich nur einmal behandelt, ich berichte diesen Einzelfall nur deshalb, weil er beweist, daß auch rein symptomatische Ekzeme durch Bestrahlung gebessert werden können, was als Analogie für andere, noch nicht in den Bereich unserer Therapie einbezogene Krankheiten, z. B. für den Herpes gestationis und die anderen Formen der Dermatitis herpetiformis Duhring, doch wichtig ist.

Das menstruelle Ekzem war auf Hände und Vorderarme beschränkt, charakteristisch durch trockene, gerötete Haut mit eingelagerten Knötchen, die häufig aufgekratzt wurden; während der Menses traten urtikarielle Effloreszenzen unter brennenden Schmerzen hinzu, einige Tage danach war die Zahl der Knötchen vermehrt, jedoch konnte ich eine Umwandlung der urtikariellen Effloreszenzen in Knötchen nicht feststellen. Diese Erscheinungen traten regelmäßig auf, wenn nicht bestrahlt wurde; nach 1—2 Sitzungen der typischen Art verschwanden dagegen das Ekzem und die Beschwerden und blieben mitunter auch bei der nächsten Menstruation so geringfügig, daß die Behandlung ausgesetzt werden konnte. Diese Erscheinungen zogen sich durch zwei Jahre hindurch; jetzt nachdem durch Aufrichten des Uterus die Dysmenorrhoe beseitigt ist, ist das Ekzem ausgeblieben.

Erythema exsudativum multiforme und **Erythema nodosum** habe ich gelegentlich auch in der typischen Weise behandelt, naturgemäß bin ich über die erste Sitzung meist nicht hinausgekommen; es entspricht dies der Zeit, in welcher diese Krankheiten in der Regel auch spontan heilen; auch auf die Beseitigung der oft an sich geringfügigen Beschwerden lege ich keinerlei Gewicht. Diese Erkrankungen dürften wohl nur in ganz seltenen chronischen Fällen überhaupt zur Bestrahlung geeignet sein, und über das Verhalten solcher Fälle fehlt mir die Erfahrung.

Lichen ruber planus und **verrucosus** behandle ich nach alter, günstiger Erfahrung gewöhnlich mit Arsen, Salben und hydrotherapeutischen

Maßnahmen; daher erstreckt sich meine Erfahrung — mit einer Ausnahme — nur auf refraktäre Fälle und solche mit ausgesprochener Arsenintoleranz.

Lichen ruber planus in disseminierter Anordnung reagierte auf die Bestrahlung des Schema prompt — aber nicht schnell, es waren oft 3—4 Zyklen erforderlich, jedoch sah ich auch Effloreszenzen nach einem Zyklus völlig verschwinden. Wesentlich anders verhält es sich mit den Ringformen und den zu großen Plaques konfluierten Formen; hier ließ zwar der Juckreiz auch nach, jedoch konnte ich in einem Fall, der noch in der Eruptionsperiode war, nach drei Zyklen nach der bisherigen Art noch keine Änderung der Effloreszenzen sehen, im Gegenteil, die bestrahlten Herde hatten sich ebenso weiter entwickelt, wie die nicht bestrahlten Kontrollherde; auch unter ½ Volldosen in 14-tägigem Abstand konnte ich keine Veränderung beobachten — allerdings wurde die Behandlung in diesem Falle schon nach drei Monaten abgebrochen, so daß dies kein Gegenbeweis gegen die günstigen Angaben in der Literatur ist; ich ziehe daraus auch nur den Schluß, daß nur die typischen disseminierten Fälle nach dem bisherigen Schema zu behandeln sind, daß dagegen für konfluierte und hyperkeratotische Formen besser der Behandlungsmodus, wie er bei der Tuberculosis verrucosa cutis beschrieben wird, versuchsweise in Anwendung gezogen wird. — Diese Fälle stammen aus der Zeit, als ich die Bestrahlung in refraktären Fällen noch nicht mit Hochfrequenzbehandlung kombinierte, nach meinen jetzigen Erfahrungen an anderen Erkrankungen würde ich raten 5—10 Minuten unipolar mit Vakuumelektrode vorzubehandeln und, sobald eine deutliche Hyperämie eingetreten ist, die Röntgenbestrahlung nach Schema I anzuschließen.

Die Psoriasis vulgaris ist für die Röntgenbestrahlung bis auf ganz vereinzelte Ausnahmen in hervorragender Weise geeignet, aber trotzdem hört die Krankheit nicht auf, eine crux medicorum zu sein, denn vor Rezidiven schützt auch diese Behandlung nicht. Die Sauberkeit der Methode stellt das Gesicht, den Kopf und die Hände von vornherein als die für die Röntgenbehandlung geeignetsten Lokalisationen dar. Die Berufsstörungen, die durch die Behandlung dieser Stellen mit Salben fast unvermeidlich sind, fallen fort; in diesem Sinne ist die Radiotherapie ein entschiedener und wesentlicher Fortschritt. Allgemein läßt sich nach meiner Erfahrung sagen, daß die ganz akuten und die alten Fälle mit kleinen bis zu Fünfpfennigstück großen Herden (Psoriasis guttata) äußerst dankbar sind; oft verschwinden diese Herde nach einer einzigen Dritteldose bei 7—8 Wehnelt vollkommen. Einen solchen Fall zeigt das Bild (Fig. 52a u. b).

Die Radiotherapie solcher Fälle, welche durch Salbenreizung ganz akut generalisiert sind, macht auf Arzt und Patienten gewöhnlich einen gleich guten, oft überraschenden Eindruck. Auch ältere Herde gehen gewöhnlich schon nach dem ersten Zyklus deutlich zurück, bilden weniger Schuppen und heilen bei weiterer Behandlung gewöhnlich im Laufe des zweiten oder dritten Zyklus ganz ab. Vergl. Fig. 53 a u. b.

Hinsichtlich der Behandlung erfordert die Lokalisation auf dem behaarten Kopf, an den Fingernägeln und am Penis besondere Besprechung.

Am behaarten Kopf lasse ich schon nach dem zweiten Drittel eine dreiwöchentliche Pause folgen; meist genügen hier auch schon die ersten beiden Sitzungen zur Beseitigung der Herde; aber auch in den hartnäckigen Fällen habe ich bei diesem Vorgehen Haarausfall nicht beobachtet.

Am Penis habe ich Effloreszenzen, auch solche, die jahrelang jeder Salbenbehandlung trotzten, dennoch in der Regel nach dem ersten Drittel zurückgehen oder völlig schwinden sehen. Der Penis wird durch ein passend großes Loch einer Bleiplatte gezogen und mit Leukoplast so fixiert, daß die erkrankte Stelle genau unter dem Focus liegt; natürlich ist es oft nötig, den Penis von verschiedenen Seiten zu bestrahlen, dies kann nach unserm Schema unbesorgt in

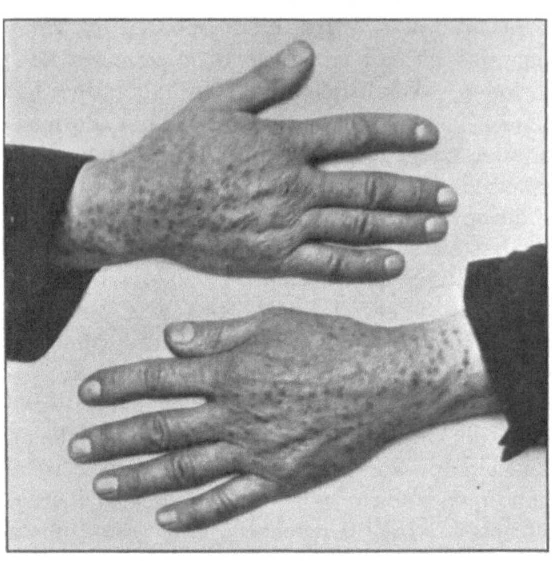

Fig. 52 a.
Psoriasis vulgaris akuter Schub in kleinen Herden.

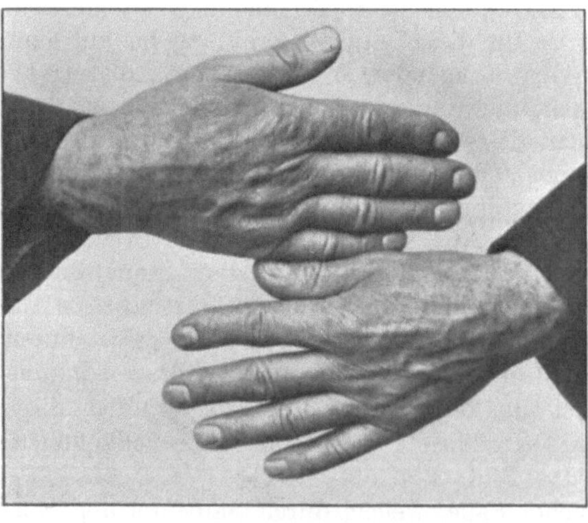

Fig. 52 b.
Dieselbe abgeheilt nach einer einmaligen Bestrahlung mit ¹/₃ Volldose.

derselben Sitzung geschehen; eine Schädigung der Corpora cavernosa oder eine Addierung der Strahlenwirkung dadurch, daß die Strahlen auch auf der gegenüberliegenden Austrittsstelle wirken, habe ich nie beobachtet.

Die Psoriasis der Fingernägel ist — wie alle Nagelerkrankungen — in der Regel recht schwer zu beeinflussen, es ist nur hervorzuheben, daß auch hier unser Behandlungstypus zum Ziel führt, ohne daß die Nägel ausfallen; um die Bestrahlungen der Nägel nicht ad infinitum fortzusetzen, habe ich mir zur Regel gemacht, nach dem 2. Zyklus stets abzuwarten, ob der Nagel glatt nachwächst, und ob die häufig

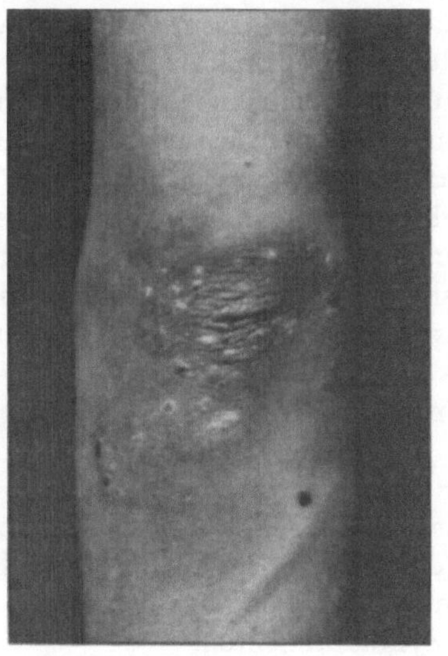 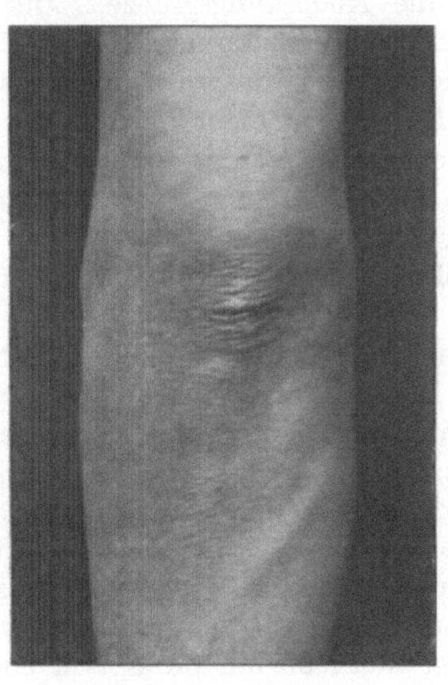

<table>
<tr><td align="center">Fig. 53 a.
Alte Psoriasis am Ellenbogen.</td><td align="center">Fig. 53 b.
Dieselbe abgeheilt nach dem
II. Zyklus des Schemas I.</td></tr>
</table>

vorhandene Hyperkeratose des Nagelfalzes verschwindet; ist dies der Fall, so warte ich den weiteren Verlauf ruhig ab und bestrahle erst wieder, wenn auf der Lunula die bekannten punktförmigen Vertiefungen erscheinen.

Interessant ist das Verhalten refraktärer Fälle, die recht selten sind; bisher habe ich einzelne Plaques, die der Behandlung von vornherein widerstanden, nicht gesehen, doch zweifle ich nicht daran, daß es auch solche Fälle gibt. Dagegen habe ich bei einzelnen ausgebreiteten Fällen, die im ganzen prompt reagierten, einige fünfpfennigstück- bis handtellergroße Plaques zurückbleiben sehen, welche gegen Bestrahlung vollkommen refraktär waren. Auffallend war, daß diese refraktären Herde stets am Rumpf saßen, während die Prädilektionsstellen, Ellenbogen und Knie, die bei der Salbentherapie oft schwerer zu beeinflussen

sind, nie besondere Schwierigkeiten boten [1]). Nachdem in diesen
Fällen auch das Steigen mit dem Härtegrad der Strahlung erfolglos
versucht war, schritt ich zur Verabreichung größerer Dosen, und zwar
in der Weise, daß ich von möglichst gleichartigen Herden einige bestrahlte,
die andern als Kontrollherde unbehandelt ließ. Bei der Bestrahlung
mit $\frac{1}{2}$ Dosen bei 7 und 9 Wehnelt blieben die Herde unbeeinflußt;
bei $\frac{3}{4}$, $\frac{4}{5}$ und $\frac{1}{1}$ Dosen dieser Härtegrade trat starke Pigmentierung
der normalen umgebenden Haut ein, die ich in etwa 2—3 cm Breite
mitbestrahlt hatte; nach wenigen Tagen hatten sich die Plaques über
die ganze bestrahlte Fläche ausgebreitet und hielten sich ganz scharf
an die Abdeckungsgrenze. Die unbestrahlten Kontrollherde zeigten
keinerlei Veränderung. Diese Beobachtungen lehren, daß Psoriasis,
welche gegen unsern Normalbestrahlungstyp refraktär ist, auch auf
größere Dosen nicht reagiert, ferner daß es auch mit Röntgenstrahlen
zu einer Reizung der Haut kommen kann, welche wie andere Reizungen
eine Vergrößerung der Herde bewirkt.

Auch die Zuhilfenahme der Hochfrequenzströme in einem dieser
Fälle konnte nur eine vorübergehende Verkleinerung herbeiführen.

Daß die refraktären Fälle selten sind, ist mir bekannt, und es liegt
sicher an Eigenheiten meines Materials, daß die refraktären Fälle 10 %
im letzten Jahr betrugen, aber sicher kommt es auch bei anderen Therapeuten vor, daß sie nur ausgesucht refraktäre Fälle gerade zur Röntgenbestrahlung überwiesen bekommen. Daß diese Resultate schlechter
sind, als aus den Statistiken anderer Therapeuten zu erwarten ist, ist
aber sicher nicht der Methode zur Last zu legen; zu dieser Annahme
glaube ich dadurch berechtigt zu sein, daß einzelne Fälle, die von andern
Instituten als gegen Röntgenstrahlen refraktär entlassen waren, auf
diese Methode hin prompt in einem Zyklus abheilten.

Ein Unikum von Reizbarkeit einer Psoriasis durch unsere kleinen
Dosen stellt ein Fall dar, bei welchem etwa 4 Tage nach Verabreichung
des ersten Drittels sich brennende Schmerzen einstellten. Die vorher
typischen Plaques hatten die Schuppen abgestoßen, waren glänzend,
hochrot, zum großen Teil durch Blutextravasat schwarz blau verfärbt
und zum Teil excoriiert; diese atypische Reaktion war auf die Krank-
heitsherde beschränkt, die mitbestrahlte gesunde Haut völlig unverändert; unter Behandlung mit ganz weicher Zinkpaste stellte sich nach
wenigen Tagen der frühere Zustand einer gewöhnlichen Psoriasis wieder
her. Der Patient teilt mir mit, daß seine Psoriasis früher schon einmal
bei einer Salbenbehandlung dieselbe Veränderung (Psoriasis sangui-
nolenta?) durchgemacht habe.

---

[1]) Anmerkung: Eine Erklärung für diese Erscheinung, die sich dahin
verallgemeinern läßt, überall wo die erkrankte Haut dem Knochen dicht auf-
liegt (Kopf, Ellenbogen, Handrücken, Knie, Schienbein) reagiert sie etwas besser
als auf dickeren Weichteilunterlagen, fehlt mir; Sekundärstrahlung ist hierfür
jedenfalls nicht verantwortlich zu machen, denn sie ist um so spärlicher, je höher
das spezifische Gewicht des getroffenen Mediums ist.

Die Ekzeme der Nägel behandle ich auch nach diesem Schema, stelle aber die Prognose stets vorsichtig; der schnellste Erfolg trat einmal im dritten Zyklus (nach der 8. Sitzung) ein. Dagegen habe ich auch nach dem 5. Zyklus öfters keine wesentliche Besserung eintreten sehen. Eine Verschlechterung der Nägel habe ich nur in einem Fall beobachtet, bei welchem nach dem dritten Zyklus die Nägel auffallend dünn wurden und brüchig blieben — ob dies im Verlauf der Erkrankung lag oder durch die Bestrahlung herbeigeführt war, kann ich nicht entscheiden.

Zu den Nagelekzemen rechne ich alle diejenigen Fälle, bei denen keine Pilze gefunden werden, bei denen aber eine mehr minder starke Entzündung des Nagelwalles mit und ohne Hyperkeratose und eine Deformität der Nagelplatte zu finden ist. Die Nägel sind dabei stets sehr brüchig, manchmal stark verdickt. Natürlich können hier auch Fälle von isolierter Nagelpsoriasis mit unterlaufen sein; beim Fehlen sonstiger Psoriasiserscheinungen ist diese Krankheit wohl oft nicht mit Sicherheit zu diagnostizieren (siehe Psoriasis der Nägel). Zur Bestrahlung der Daumennägel lasse ich die geschlossenen Fäuste aneinanderlegen und die Daumennagelglieder durch ein passendes ovales Loch einer Bleiplatte stecken, so daß die übrige Hand vollkommen abgedeckt ist. Dann bestrahle ich die übrigen Nägel jeder Hand gesondert unter Abdeckung, so daß jedesmal nur die vier Nagelglieder exponiert werden.

Onychogryphosis habe ich in einem Fall von Skrophuloderm und Knochenkaries der großen Zehe durch ein Jahr hindurch mit halben und Dritteldosen mitbestrahlt. Die Tuberkulose heilte aus, der Nagel wurde weder abgestoßen, noch veränderte er sich. Es bietet dies einen Gegenbeweis gegen die wohl oft überschätzte Empfindlichkeit des Nagelbettes.

Dysidrotische Ekzeme der Hände reagieren in der Regel prompt meist im ersten Zyklus. Auch akute Rezidive im reinen Bläschenstadium werden mit Erfolg nach dem Schema behandelt.

II. Gruppe.

Zu dieser Gruppe gehören diejenigen Erkrankungen, welche durch ½ Volldosen bei 5—7,5 Wehnelt in 14 tägigem Abstand — nach unsern bisherigen Erfahrungen — am schnellsten beeinflußt werden; natürlich muß hier nach Verabreichung der beiden Halbdosen eine dreiwöchentliche Pause eintreten. Der Zyklus besteht also aus zwei halben Dosen etwas weicherer Strahlung. Von vornherein muß betont werden, daß dieses Schema Nr. II nicht so regelrecht durchgeführt werden kann wie das vorige, oft ist Kombination mit Schema I erforderlich. Die verschiedenen Formen der Hauttuberkulose sind die Hauptrepräsentanten dieser Gruppe. Nach meiner Auffassung haben wir es hier mit einem meist oberflächlich gelegenen, sehr radiosensiblen, gut absorbierenden Gewebe zu tun, das außerdem die Eigenschaft hat, auch durch

häufigere kleinere Dosen nicht zur Wucherung gereizt zu werden; diese
Eigenschaften ermöglichen eine vielfache Modifikation der Bestrahlung;
sie rechtfertigen es auch, bei schwer zu beeinflussenden Affektionen
mit dem Härtegrad der Strahlung hinunterzugehen (die Strahlung
langsamer zu nehmen).

Die **Tuberculosis verrucosa cutis** wird mit ½ Dosen bei
7,0 Wehnelt bestrahlt. Es ist nicht erforderlich, die Hornschicht vorher zu entfernen, hierdurch wird die Abheilung nicht einmal beschleu-
nigt. Schon nach dem ersten Zyklus oder nach dem zweiten sind die

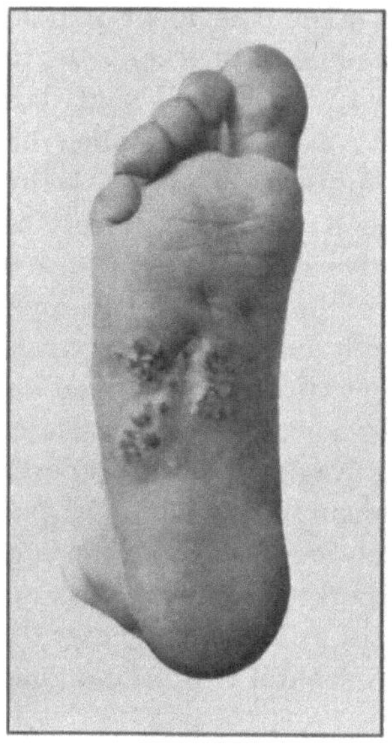

Fig. 54 a.
Tuberculosis verrucosa
cutis.

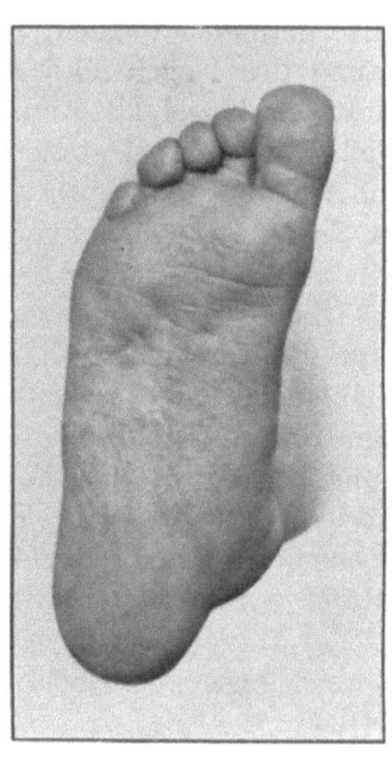

Fig. 54 b.
Dieselbe durch Röntgenbe-
handlung abgeflacht; es restie-
ren noch einzelne Knötchen.

Herde abgeflacht und die Hyperkeratose nurmehr an einzelnen Stellen
vorhanden. Die weitere Rückbildung erfolgt nun langsamer, die Zahl
der Sitzungen, die in den einzelnen Fällen erforderlich ist, um die Umwandlung der Tub. verrucosa in eine zarte, blaßrosa Narbe, in welcher
nur noch vereinzelte Knötchen eingestreut sind, zu erreichen, ist sehr
verschieden. Ich betone, daß ich das Herbeiführen dieses Zustandes
für das mit Röntgenbestrahlung erreichbare Ziel halte. Es ist meines
Erachtens verfehlt, auch diese letzten Knötchen mit Röntgenstrahlen
beseitigen zu wollen. Diese vereinzelten Knötchen sind stets ganz
refraktär; durch Fortsetzung der Röntgenbehandlung läuft man Gefahr, die weiche, glatte Röntgennarbe in eine atrophische, oft sehr emp-

findliche, spröde, lädierbare Haut umzuwandeln. Diesen Fehler vermeidet man, wenn in dem beschriebenen Stadium sofort mit einer

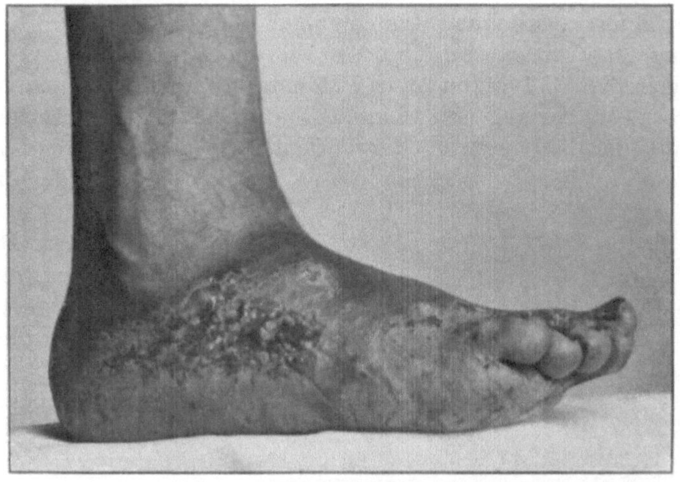

Fig. 55a.
Tuberculosis verrucosa cutis.

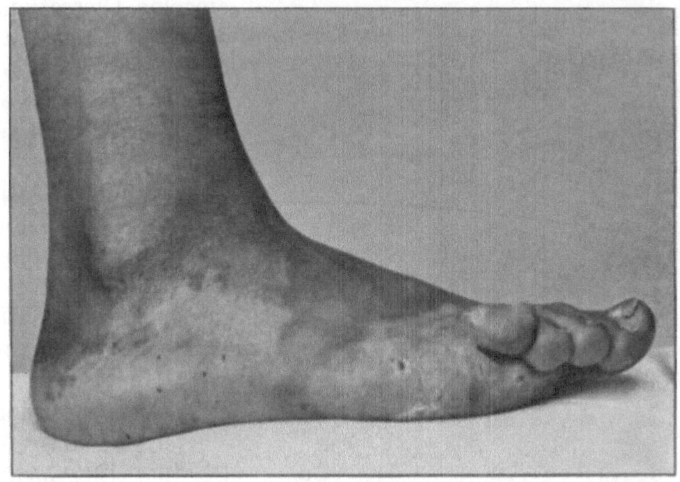

Fig. 55b.
Dieselbe durch Röntgenbehandlung bis auf einzelne Knötchen
abgeheilt.

Pyrogallus-, Paquelin- oder sonst bewährten Behandlungsmethode zur Beseitigung der restierenden Knötchen geschritten wird. Wie weit eine solche Besserung ohne Schädigung der Haut möglich ist, zeigt das Bild (Fig. 54a). Es ist der Fuß eines 10jährigen Knaben, dessen

Tuberkulose durch 12 Bestrahlungen zur völligen Abflachung gebracht wurde. Das zweite Bild (Fig. 54 b) zeigt diesen Fall in dem Moment, in welchem die restierenden Knötchen mit Licht behandelt wurden; übrigens liefert eine vorsichtige Pyrogallolbehandlung nach unserer Erfahrung fast ebenso zarte Narben wie die Lichtbehandlung.

Längere Zeit (17 Sitzungen in 7 Monaten) brauchte ein anderer Fall (Fig. 55 a), er bestand seit Kindheit (durch Verletzung mit einem Nagel auf der Badeanstalt), der Patient ist jetzt 36 Jahre alt. Die Jahre hindurch durchgeführte Behandlung war erfolglos geblieben. Der Fuß ist im ganzen verdickt, besonders unter den Zehen eine äußerst druckempfindliche Schwellung. Gehen fast unmöglich, der innere und äußere Fußrand, die ganze Sohle und die Zehen sind von verrukösen Wucherungen eingenommen, dazwischen einzelne Ulcerationen mit schlaffen blauroten Granulationen.

In diesem Falle wurde wegen der großen Tiefe des Prozesses energisch vorgegangen und zwischen die typischen Halbdosen gelegentlich $^3/_4$ Dosen natürlich unter Wahrung der erforderlichen Pausen eingeschoben. Schon nach zwei Monaten bot die Erkrankung das Bild eines elevierten Lupus mit zahlreichen, deutlichen Knötchen dar. Das zweite Bild (Fig. 55 b) zeigt den Zustand nach sieben Monaten zu dem Zeitpunkt, an welchem die Röntgenbehandlung abgebrochen wurde. Später traten von einzelnen Knötchen aus kleine Rezidive auf, welche den Typus des Lupus vulgaris zeigten und durch Pyrogallusbehandlung gut beeinflußbar waren. Der Fuß ist gebrauchsfähig und bei sorgfältiger Weiterbehandlung eventueller Rezidive eine definitive Heilung möglich.

Für das refraktäre Verhalten der in allen meinen Fällen von Tub. verruc. schließlich übrigbleibenden Knötchen, kann ich keinen Grund

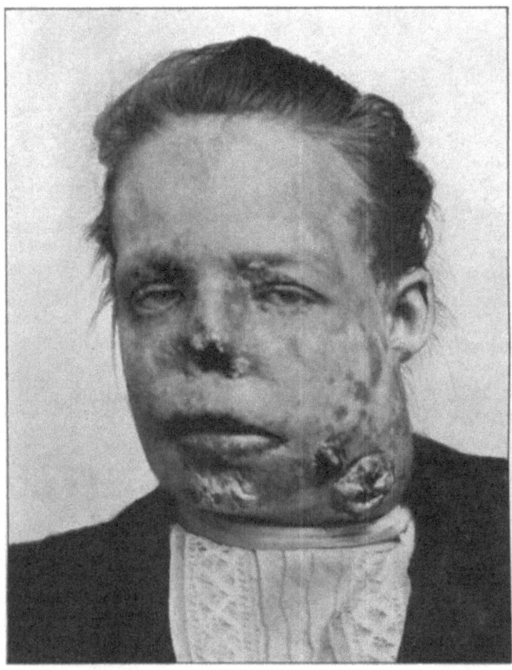

Fig. 56.
Röntgenatrophische Haut, nach Behandlung eines Lupus vulgaris mit Cornu cutaneum und Drüsenkarzinom.

angeben; es ist Erfahrungstatsache, die eine Bestätigung auch darin findet, daß die flache Form des Lupus vulgaris überhaupt kein Gebiet für die Röntgentherapie ist; die Fälle von Lupus vulgaris, die mir als durch Röntgenstrahlen geheilt gezeigt wurden, wiesen derartige Röntgenschädigungen auf, daß meines Erachtens der Lupus kein größeres Übel war, denn auch diese teuer erkaufte Heilung ist in der Regel keine dauernde. Ich sah auf solch röntgengeschädigter Haut ein Rezidiv mit Cornu cutaneum (Fig. 56) und rapid wuchernden metastatischen Karzinom-Halsdrüsen auftreten. Ein derartig bösartiger Verlauf ist glücklicherweise eine ganz seltene Ausnahme; in jedem Fall aber wird durch die Röntgenatrophie eine spätere Behandlung ungemein erschwert, einzelne sonst bewährte Methoden, z. B. die Lichtbehandlung, nahezu unmöglich gemacht, denn röntgengeschädigte Haut reagiert auf die erforderlichen Lichtdosen mit äußerst schmerzhaften, mitunter durch Monate bestehenden Ulcerationen. In ausgedehnten Fällen von Lupus vulgaris muß stets mit Rezidiven gerechnet werden, eine Methode sicherer Heilung gibt es zur Zeit leider noch nicht.

Der Lupus hypertrophicus der Haut (Schleimhaut siehe unten) ist nach dem Schema II zu behandeln, bis er völlig in das Niveau der Umgebung gesunken ist. Hier wird oft bei Innehaltung des Schemas der Erfolg recht langsam sein, dies zeigt sich mitunter schon nach den ersten beiden Halbdosen, dann heißt es sofort den Modus ändern und in 3—4 wöchentlichen Pausen unter exakter Abdeckung der Umgebung $^1/_5$ Dosen vom Härtegrad 6 Wehnelt verabreichen. Nach drei derartigen Sitzungen ist der Haut eine 6—8 wöchentliche Erholungspause zu geben. Auf diese Weise ist eine Reaktion mit Sicherheit zu vermeiden und in möglichst kurzer Zeit ein Erfolg zu erzielen. Es gibt auch Fälle, welche im Anfang auf halbe Dosen — nach Schema II — gut reagieren, dann sich aber nicht weiter ändern, es ist also in jedem Einzelfall genaues Beobachten und Modifizieren erforderlich; der Fortschritt in der Abflachung muß von Sitzung zu Sitzung zu konstatieren sein. Ist der bei der Tuberc. verruc. als Endresultat für die Röntgenbehandlung beschriebene Zustand erreicht, so tritt auch hier wieder eine der altbewährten Methoden zur Beseitigung der Reste in ihr Recht. Der Fall (Fig. 57a) von Lupus hypertroph. des Ohres wurde durch 12 Sitzungen in 7 Monaten zur Abflachung gebracht, das zweite Bild (Fig. 57b) zeigt den Zustand nach dieser Zeit, als die Patientin der Finsenbehandlung überwiesen wurde.

Die Röntgenbehandlung dieser Fälle erfordert geraume Zeit, aber es ist ja bekannt, wieviel mehr Zeit bei allen andern Methoden nötig ist, um zu einem ähnlichen Resultat zu gelangen.

Die folgenden beiden Bilder (Fig. 58a u. 59) sollen einen Fehler vermeiden lehren. Der hypertrophische Nasenflügel verdeckte die Nasenöffnung, mit ½ Dosen und nachfolgender Finsenbehandlung wurde das wiedergegebene Resultat (zweites Bild) erreicht. Nach meiner jetzigen

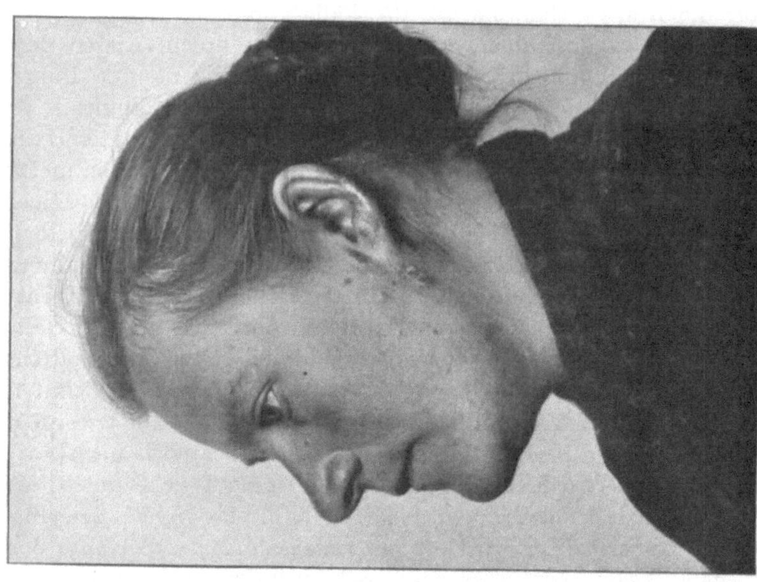

Fig. 57 b.
Derselbe abgeflacht durch Röntgenbehandlung bis auf einzelne Knötchen.

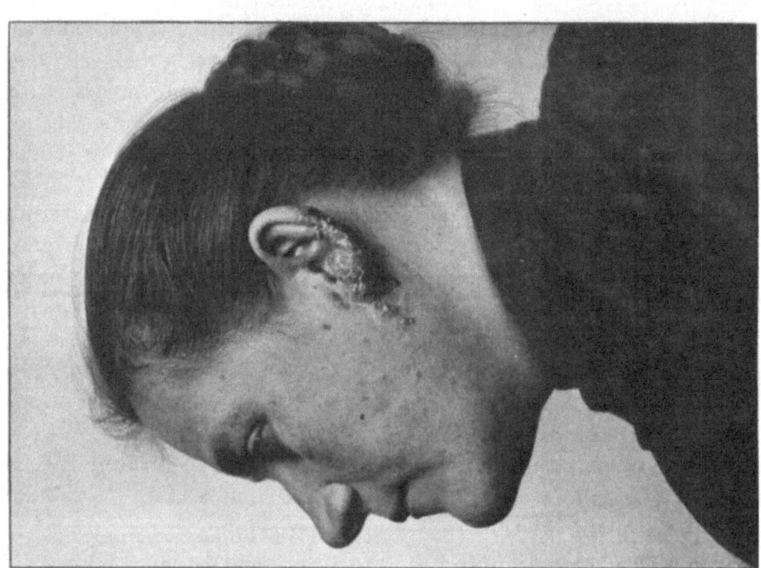

Fig. 57 a.
Lupus hypertrophicus des Ohres.

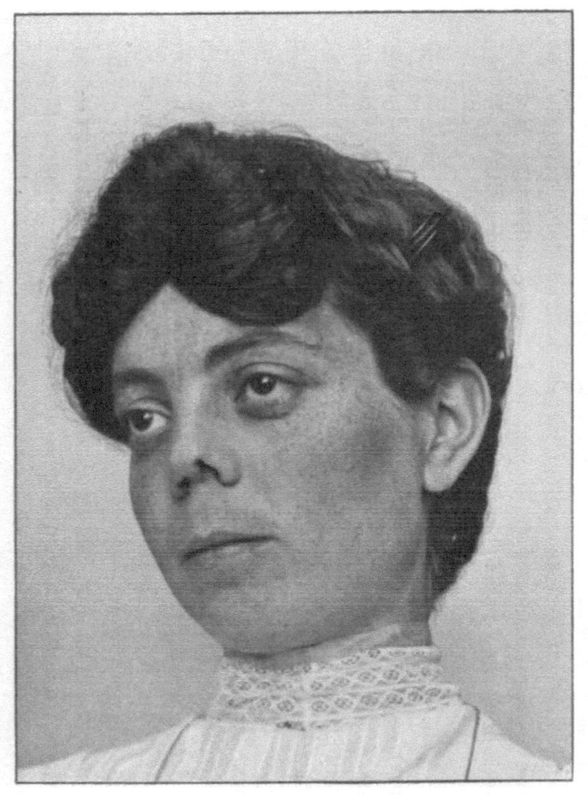

Fig. 58 a.
Lupus hypertrophicus des Nasenflügels.

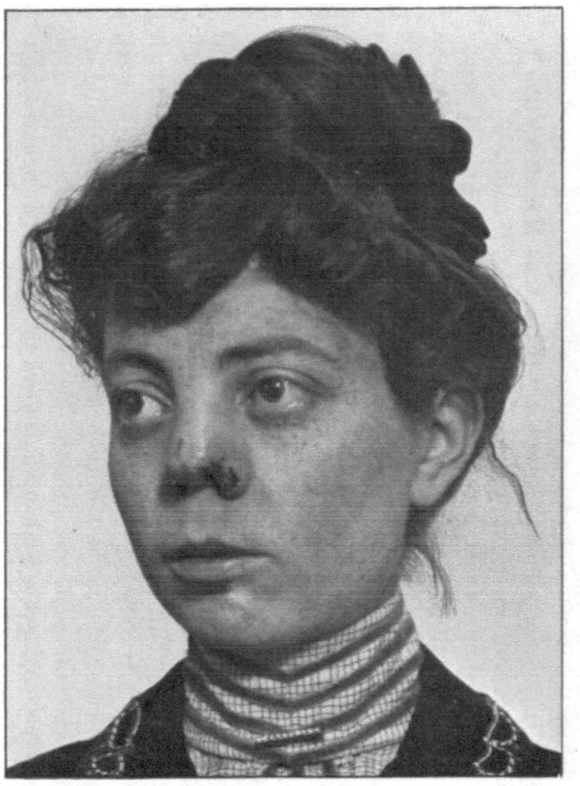

Fig. 58 b.
Derselbe mit Substanzverlust ausgeheilt durch Röntgenbestrahlung kombiniert mit Finsenbehandlung.

Erfahrung muß ich zugestehen, daß in diesem Fall zu wenig Rücksicht auf die incitierende Röntgenstrahlenwirkung auf das Bindegewebe genommen ist. Es wäre, wie ich im folgenden Bild (Fig. 59 b) nachweisen will, möglich gewesen, die Ulceration nahe dem Septum von Bindegewebe durchwuchern zu lassen, und das kosmetische Resultat hätte weit höheren Ansprüchen genügt. Der Fall ist seit $^5/_4$ Jahren rezidivfrei.

Fig. 59 b zeigt einen Fall von Radioplastik, wenn ich mich so ausdrückendarf. In diesem Falle hatte ich es mir zur Aufgabe gemacht, ohne die Krankheit beeinflussen zu wollen, zunächst die incitierende Wirkung der Strahlen auf das Bindegewebe auszuprobieren. Ich habe daher durch etwa $^3/_4$ Jahre hindurch unter Wahrung der erforderlichen Pausen nur kleine $^1/_3$ Dosen vom Härtegrad 7 Wehnelt verabreicht. Der Erfolg war, wie Fig. 59 b zeigt, ein überraschender. Der Substanzverlust, der bei der Finsenbehandlung von vornherein nicht vermeidlich gewesen wäre, ist auf ein Minimum reduziert, das kosmetische Resultat wesentlich besser. Die Rezidive bestehen zur Zeit in ganz vereinzelten Knötchen, welche auf Finsen glatt reagieren, eine Verschlechterung des Terrains für die Therapie ist durch die Bestrahlung nicht eingetreten. Das Auftreten einer Reaktion wurde durch eingefügte größere Pausen vermieden.

Ein meines Wissens selteneres Bild stellt die Mischform vom Lupus hypertrophicus und Hyperkeratose (Fig. 60 a) dar. Die Behandlung bestand in einer Kombination von $^1/_3$ und halben Dosen (41 Sitzungen in $1^3/_4$ Jahren) mit nachfolgender Finsenbehandlung; das im zweiten Bild (Fig. 60 b) wiedergegebene Resultat war nach 24 Monaten erreicht, davon kommen auf die Röntgenbehandlung ca. 20 Monate.

Die hypertrophische Hauttuberkulose verhält sich äuserst selten refraktär gegen Röntgenstrahlen; wie immer bei dieser Form muß man besonders bei refraktären Fällen wieder an die Lues III denken. Es gibt tertiäre Syphilide, die dem Ansehen nach auch für den gut geschulten Diagnostiker nicht ohne weiteres von der Tuberkulose zu unterscheiden sind. Eine Reihe von klinisch zweifelhaften Fällen, auch solche mit „negativem Wassermann" reagierten prompt auf Jodkali. Je mehr Fälle dieser Art ich mit hervorragenden Diagnostikern untersuchen durfte, desto fester begründet wurde die Ansicht, daß es verfehlt ist, sich auf diesem Gebiete allein auf den Blick verlassen zu wollen, auch histologisch ist nicht in jedem Fall ein eindeutiges Urteil zu gewinnen. Im Institut erhalten daher alle Fälle, in denen die Diagnose nicht absolut klar ist, Jodkali, und zwar bis zu beträchtlichen Dosen, da derartige Fälle erfahrungsgemäß oft erst auf größere Dosen reagieren.

Die hypertrophische Schleimhauttuberkulose (die gewucherte himbeerartige Tumorform) ist ein Gebiet, auf dem die Röntgenstrahlung wohl alle andern Methoden in den Schatten stellt. Hier ist es nicht nötig, zu den größeren Dosen zu greifen, diese Form ist offenbar äußerst

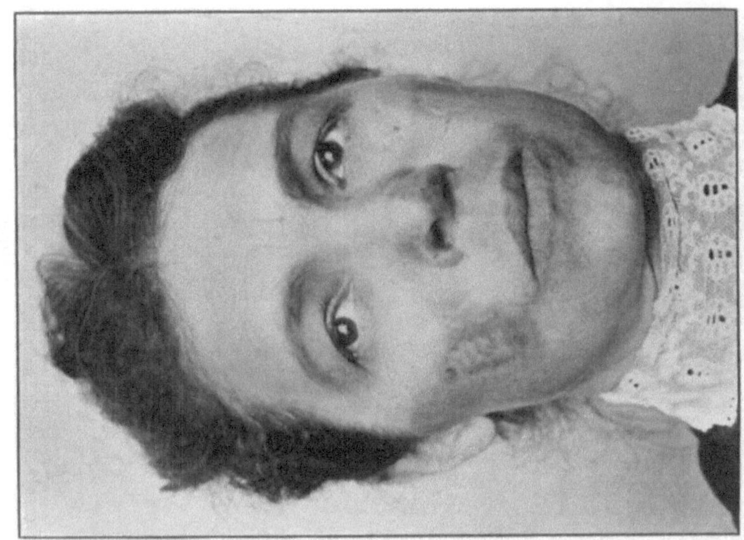

Fig. 59 b.
Radioplastik durch kleine Dosen.

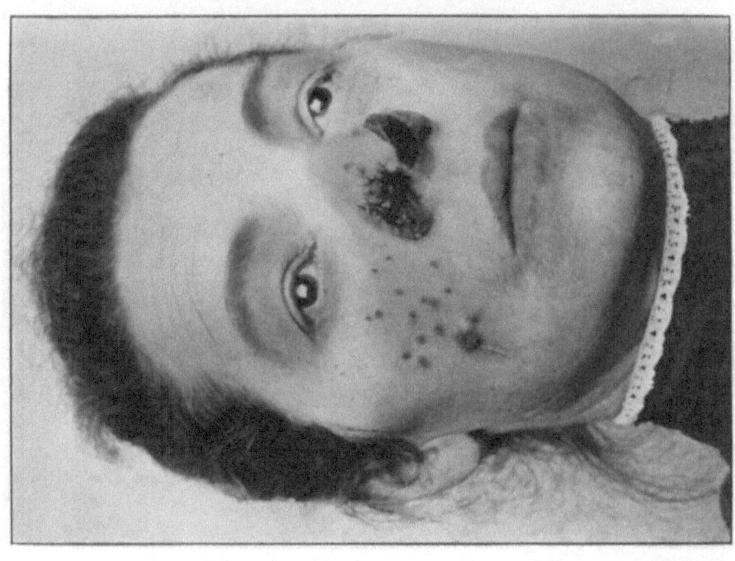

Fig. 59 a.
Stark ulcerierter lupöser Nasenflügel.

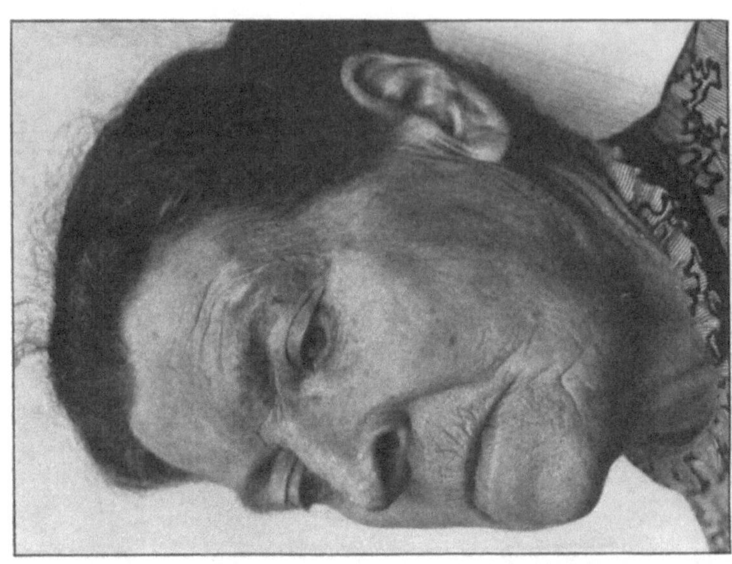

Fig. 60 b.
Derselbe nach kombinierter Röntgen- und Finsen-behandlung.

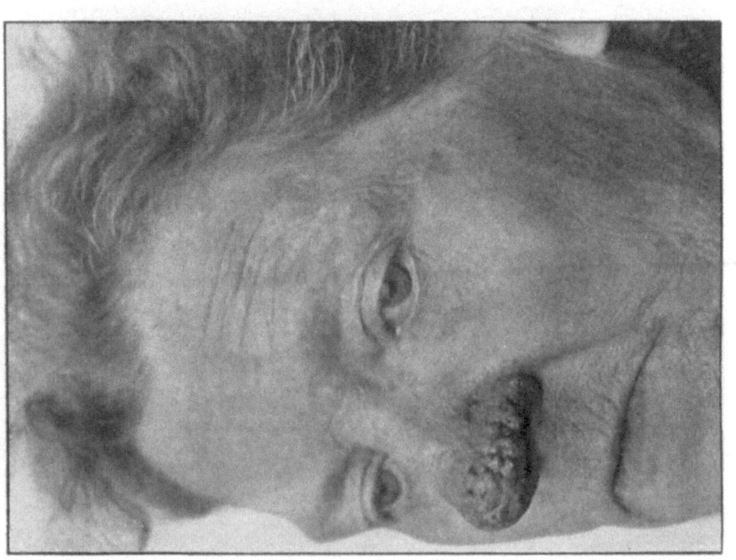

Fig. 60 a.
Lupus verrucosus und hypertrophicus nasi.

radiosensibel, es genügt, den Typus I (Ekzembehandlung) innezuhalten, um überraschend schnelle Resultate zu erzielen, nur nehme ich die Strahlung etwas weicher, 6—7 Wehnelt. Aber — und dies ist ein Umstand, der die Therapie recht in die Länge zieht — diese Form der Tuberkulose neigt wie kaum eine andere zu Rezidiven, und diese sind auch bei der Röntgenbehandlung mitunter ebenso überraschend wie die prompte Reaktion. Nach dem ersten Zyklus der Dritteldosen sieht man nur noch einzelne verdächtige Stellen; die Behandlung wird noch 2 Monate fortgesetzt, es ist nichts mehr nachzuweisen, und schon nach 6 Wochen stellt sich der Patient mit einem Rezidiv ein. Bei aufmerksamen Patienten handelt es sich dann nur um kleine Herde, die wenig erhaben sind. Der folgende Fall (Fig. 61 a) zeigt, was auch in hartnäckigen Fällen erreicht werden kann. Das Bild ist gemalt und reproduziert, da das Photogramm die ganze Ausdehnung über harten und weichen Gaumen nicht wiedergab. Der Fall wurde 3 Jahre hindurch behandelt, und obwohl die Rezidive immer seltener werden, ist der Patient zurzeit noch in Behandlung; die auf dem zweiten Bild (Fig. 61 b)

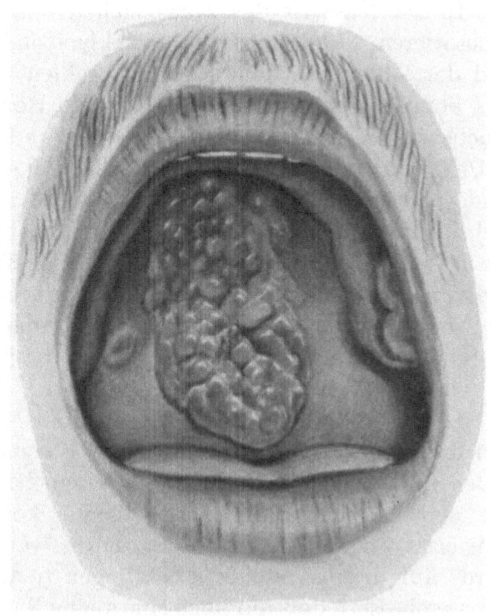

Fig. 61 a.
Gewucherte Schleimhaut-Tuberkulose.

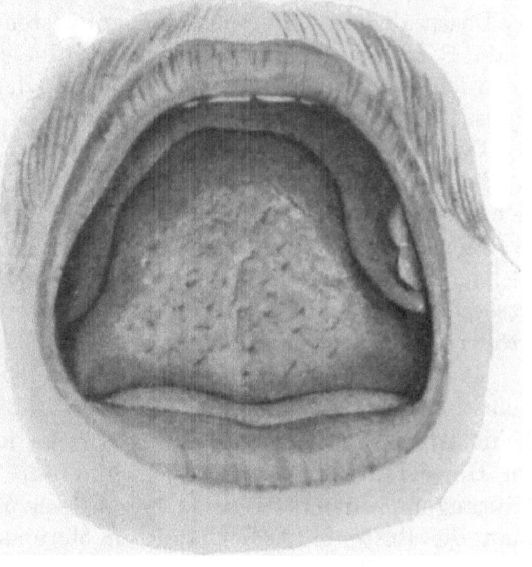

Fig. 61 b.
Dieselbe nach Röntgenbehandlung.

sichtbaren dunkleren Flecke sind allerdings keine Lupusknötchen, sondern kleine, stark reflektierende Einziehungen.

In der Nase ist das Zurückgehen der Wucherungen auch stets zu konstatieren, die dann meist zurückbleibenden ulcerösen Prozesse jedoch sind der Therapie durch Röntgenstrahlen allein recht schwer zugängig. Wir kombinieren in diesen Fällen die Röntgenbehandlung, sobald die Wucherungen eingesunken sind, mit ständiger Sublimattamponade 1 : 1000; um in doppelseitigen Fällen die Atmung nicht zu sehr zu behindern, behandeln wir immer während der Nacht nur ein Nasenloch und wechseln täglich die Seite. Die Bestrahlung wird mit $\frac{1}{3}$ Dosen bei 6—7 Wehnelt von unten in die Nasenöffnung hinein mittelst Tubus und von oben durch die Nasenflügel hindurch vorgenommen. Die Resultate sind bessere und schnellere als mit jeder mir bekannten Ätzmethode, $\frac{3}{4}$ Jahr wird man dagegen in allen ausgebreiteten Fällen rechnen müssen, bis eine vorläufige Heilung erzielt ist.

Den Kehlkopf behandle ich ebenfalls mit $\frac{1}{3}$ Dosen bei 6 Wehnelt von innen mit leicht abgeschrägtem Bleiglastubus und gleichzeitig von außen mit denselben Dosen bei 7 Wehnelt. Ein Fall, bei welchem der Laryngologe einen tuberkulösen Tumor konstatierte, welcher die ganze Epiglottis überdeckte — die Patientin war vollkommen aphonisch —, wurde auf diese Weise in 8 Sitzungen (jedesmal von innen und außen) soweit gebessert, daß nur noch eine kleine Narbe mit einer stecknadelkopfgroßen Ulceration zurückblieb. Die Behandlung wird fortgesetzt; Patientin spricht noch heiser, aber sehr gut verständlich und ohne zu ermüden.

Die ulcerösen Formen der Hauttuberkulose werden mit $\frac{1}{3}$ und $\frac{1}{2}$ Dosen abwechselnd behandelt, am besten beim Härtegrad 6 Wehnelt. Diese Form ist viel langsamer zu beeinflussen als die tumide. Zunächst gebe ich stets einen Zyklus $\frac{1}{3}$ Dosen, dann nach dreiwöchentlicher Pause $\frac{1}{2}$ Dose desselben Härtegrades; ist die Besserung nach dieser $\frac{1}{2}$ Dose wesentlicher als bei dem ganzen vorhergehenden Zyklus, so bleibe ich von nun an beim Schema II, ist die Besserung nicht wesentlicher oder — was mitunter vorkommt — eine Vergrößerung der Ulcerationen nach der halben Dose eingetreten, so nehme ich den ersten Behandlungsmodus wieder auf. Da diese Behandlung stets lange fortgesetzt werden muß, sind von vornherein (schon nach dem II. Zyklus) größere Erholungspausen einzuschieben.

Auf der Schleimhaut bleibe ich bei dieser ulcerösen Form stets beim Schema I, da ich mich überzeugt habe, daß größere Dosen hier keine Abkürzung bringen; dagegen gehe ich bei hartnäckigen Fällen im Härtegrad bis zu 5 Wehnelt hinunter. Nach eingetretener Überhäutung muß man die Haut sich erst 6—8 Wochen festigen lassen, bevor man die Reste mit einer anderen Methode weiter behandelt. Siehe Fig. 62a u. b.

Das Erythème induré (Bazin) wird typisch nach dem Schema II bei 6—7 Wehnelt behandelt. Schon nach der zweiten Sitzung habe ich völlige Heilung eintreten sehen; dasselbe Resultat nach dem zweiten Zyklus dürfte die Regel sein. Nur in einem Fall sah ich nach Zurückgehen des anfangs druckempfindlichen, rein subkutanen Knotens am Oberarm eine kleine derbe, ovale Scheibe entstehen; diese war unempfindlich und vergrößerte sich nicht mehr; ich vermute, daß es sich in diesem Fall um die Bildung eines bindegewebigen Narbengewebes handelte. Da andere Methoden nicht so erfolgreich sind, glaube ich mich Ehrmann anschließen zu sollen, „daß hier die Röntgenbehandlung die Methode der Wahl sein sollte".

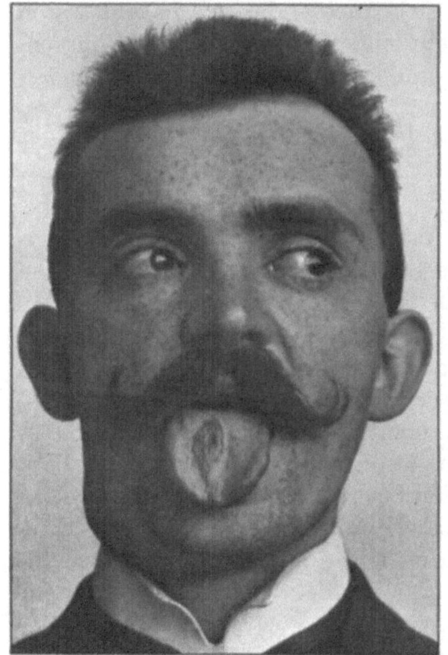

Fig. 62 a.
Ulceröse Tuberkulose der Zunge mit Lymphdrüsenschwellung.

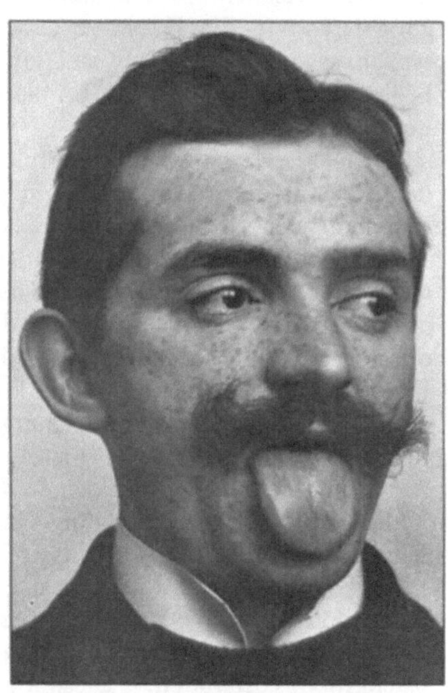

Fig. 62 b.
Dieselbe nach dem II. Zyklus (Schema I) bei 6—7,0 Wehnelt.

Das Skrofuloderm mit seinen mannigfachen Ausgangspunkten ist stets gut zu beeinflussen; bei allen tiefergreifenden Formen beginne ich mit den Halbdosen nach Schema II. Ist der Prozeß hierdurch in einen oberflächlichen verwandelt, so gehe ich zum Schema I mit 6—7 Wehnelt über. Nach Ausdehnung und Tiefe ist natürlich die Zahl der Sitzungen sehr verschieden. Interessant ist, daß auch die Skrofuloderme, welche über kleinen kariösen Knochen entstanden sind, mitunter sehr gut reagieren, und zwar heilt unter der Behandlung auch die Karies aus — allerdings ist in diesen Fällen Ausdauer nötig. Der folgende Fall soll den Heilungsverlauf illustrieren; es handelt sich um einen allerdings recht schweren Fall. Patientin ist 61 Jahre alt; auf dem Hacken befindet sich eine Tuberculosis verrucos. cutis; über der großen Zehe, auf den Fußrücken übergreifend ein Skrofuloderm mit Fistelgängen nach der Tiefe zu. Durch eine dieser Fisteln dringt die Sonde auf rauhen Knochen; die Sekretion ist serös eitrig. Die Behandlung beanspruchte 42 Sitzungen in $1^3/_4$ Jahren; unter $\frac{1}{2}$ Dosen nach Schema II bildete sich dann das Skrofuloderm, nachdem sich die Fisteln geschlossen hatten, in einen Lupus mit Neigung zu Hyperkeratose um; in dem Radiogramm zeigte sich, daß durch den Prozeß beide Knorpelflächen zwischen Grundphalange und Mittelfußknochen verloren gegangen waren, die Knochen hatten sich aneinander gelegt und waren verschmolzen. Der Fuß ist gut gehfähig. Durch weitere Röntgenbehandlung ist zurzeit der Lupus in eine glatte weiße Narbe verwandelt und wird weiter beobachtet.

Die Fistelgänge bei tuberkulösen Prozessen werden behandelt wie das Skrofuloderm; die Fistelgänge — auch jahrelang bestehende — schließen sich oft überraschend schnell. Es ist auffällig, daß ich bei Fisteln niemals ein oberflächliches Verkleben und dann ein Wiederaufbrechen der Gänge gesehen habe. Nach meiner Erfahrung heilen die Gänge stets von unten auf; daß durch die Bestrahlung kleine Sequester an die Oberfläche, gebracht und daß Lymphdrüsen durch den Fistelgang ausgestoßen werden können, habe ich im allgemeinen Teil (S. 66) erörtert. Daß der Heilungsvorgang ein ganz rapider sein kann, wenn es sich um einfache Fisteln handelt, soll die folgende Krankengeschichte lehren. Nach einer Operation wegen tuberkulöser Peritonitis blieben zwei Fistelgänge in der Operationsnarbe zurück, welche sich durch 14 Monate nicht schlossen und einen gelblichen Eiter sezernierten. Nach dem ersten Zyklus nach Schema II war die eine Fistel völlig vernarbt, die andere sezernierte nicht mehr, an ihrer Stelle war nur noch eine nässende, exkoriierte Fläche von kaum Fünfpfennigstückgröße vorhanden. Diese Stelle wurde durch zwei kleine Dosen von je $\frac{1}{3}$ Volldose bei 7 Wehnelt zur Überhäutung gebracht.

Bei Skrofulodermen am Halse denke man stets daran, wenigstens einen Teil der äußerst sensiblen Schilddrüse durch Abdeckung zu schützen.

Die tuberkulösen Drüsen reagieren gut; mit $\frac{1}{3}$ und $\frac{1}{2}$ Dosen kommt man in der Regel mit 5—10 Sitzungen zum Ziel. Nur bei ganz großen Drüsenpaketen bin ich ausnahmsweise zu $^3/_4$ und selbst $^4/_5$ Dosen bei 7 Wehnelt übergegangen. Einen solchen Fall zeigt das Bild (Fig. 63 a); hier mußte die eingeleitete Operation abgebrochen werden, da der Drüsentumor die großen Gefäße umschloß. Der jetzige Zustand (Fig. 63 b) zeigt die bedeutende Verkleinerung nach 20 mittleren und zwei großen Dosen; die noch restierenden kleineren, isolierten Drüsen wurden mit Erfolg nach dem Schema II weiterbehandelt.

Den Lichen scrofulosorum habe ich nicht mit Röntgenstrahlen be-

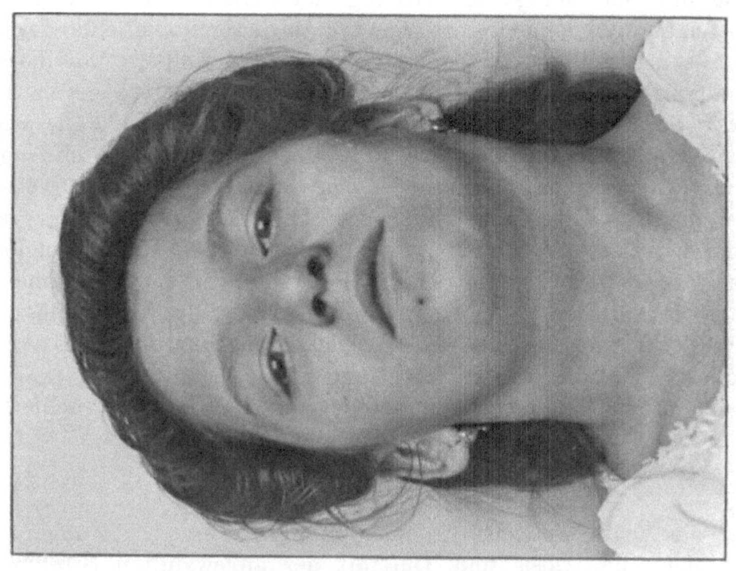

Fig. 63 b.
Dieselben durch Röntgenbestrahlung verkleinert.

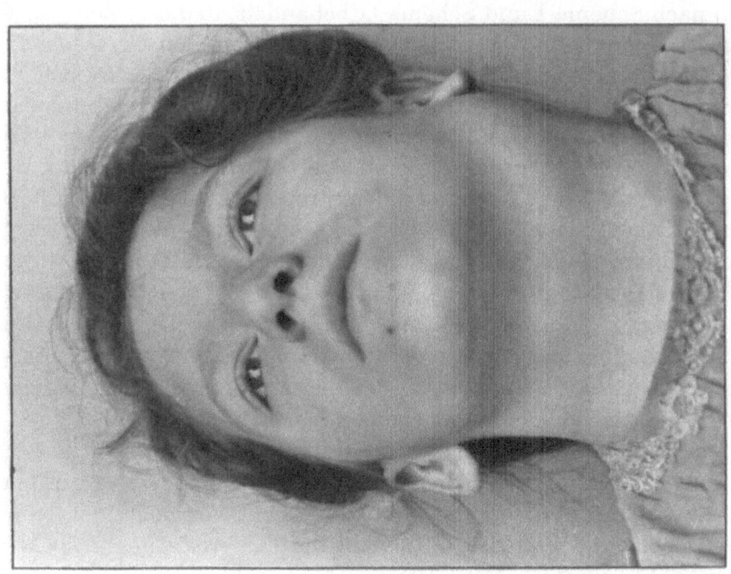

Fig. 63 a.
Tuberkulöse Lymphdrüsen am Hals.

handelt; sollte ein derartiger Fall bestrahlt werden, so würde ich nach
dem Schema I vorgehen bei 7 Wehnelt, weil es sich in diesen Fällen
doch bloß um eine anregende Wirkung der Strahlen handeln kann.

Den Lupus erythematodes erwähne ich an dieser Stelle, ohne damit
etwas über seine Stellung zur Tuberkulose sagen zu wollen. Von dieser
Krankheit mit ihrem so ungemein wechselnden Verhalten gegen die
verschiedensten Behandlungsmethoden habe ich nur solche Fälle aus-
gewählt, welche durch Lichttherapie und Salbenbehandlung durch lange
Zeit hindurch völlig unbeeinflußt blieben oder sich trotzdem weiter
ausbreiteten. Für diese Fälle blieb auch die Röntgentherapie — der
Quali- und Quantität nach allen Richtungen variiert — völlig erfolglos.
Nur eine gute Einwirkung hatten die Bestrahlungen nach Schema I
auf die oft erheblichen Schmerzen des Lup. eryth. der Fingerspitzen,
— dieser Effekt war ein mitunter wochenlang nachhaltiger, das Aussehen änderte sich aber absolut nicht.

Eine Kombination mit Hochfrequenz wird erst jetzt versucht, so
daß ich hierüber noch keine Angaben machen kann.

Über **die Lepra** sind die Angaben in der Literatur so ungenau,
daß man sich über Dosis und Qualität der angewandten Strahlung
keinen Begriff machen kann. Die Resultate sind negativ.

Einen Fall von Lepra maculosa habe ich längere Zeit (vier Monate
hindurch) nach Schema I und Schema II behandelt, in dieser Zeit wurden
40 Bestrahlungen an den verschiedensten Körperstellen verabfolgt.

Der Erfolg war negativ; aber die Erkrankung zeigte in diesem Fall
ein so eigenartiges Verhalten, daß sie von diesem Gesichtspunkt aus
interessant ist. Auf die halben Dosen hin erfolgte eine deutliche Reaktion,
die erkrankten Stellen wurden ödematös, braunrot, schuppten und ge-
wannen nach etwa 14 Tagen ihr früheres rotes Aussehen wieder. Die
Reaktion hielt sich streng an die erkrankten Stellen, obwohl stets gesunde Haut mitbestrahlt wurde. Über Jucken oder Brennen während
der Reaktion hat Patient nicht geklagt, was bei der gleichzeitigen Sen-
sibilitätsstörung nicht weiter wunderbar ist. Ob dieses Verhalten,
das wir als zirkumskripte Überempfindlichkeit der erkrankten Stellen
auffassen müssen, der Lepra oder nur diesem Leprösen eigentümlich
ist, kann ich natürlich nicht entscheiden.

Bei einem Fall von **chronischem Rotz** hatte ich deutlichen Erfolg durch Bestrahlung nach Schema II. Sowohl die ulcerierten Lippen
als auch ein subkutaner, mit der Haut nur leicht verwachsener Tumor
reagierten nach zwei und drei Sitzungen mit Überhäutung respektive
Schwinden des Tumors. Der Patient starb bald darauf an inneren
Metastasen.

Diese Einzelerfahrung ermutigt jedenfalls bei dieser sonst kaum
beeinflußbaren Krankheit diese Therapie heranzuziehen.

III. Gruppe.

In diese Gruppe gehören diejenigen Erkrankungen, welche am besten mit großen $^3/_4$ — $^4/_5$ — $^1/_1$ Dosen in 3—4 wöchentlichen Abständen behandelt werden. Man muß sich stets gegenwärtig halten, daß die $^3/_4$ Dosen oft, $^4/_5$ und $^1/_1$ Dosen stets zur vorübergehenden Epilation führen, ferner daß bei diesen großen Dosen stets die übrige Haut durch exakte Abdeckung zu schützen ist. Bei Lokalisation am Halse ist auf die Schilddrüse Rücksicht zu nehmen. Die Empfindlichkeit der Hoden und Ovarien ist schon öfter betont. Bei diesen Dosen werden auch Reizungen der Harnblase beobachtet, die allerdings meist schnell vorübergehen.

Der Härtegrad ist in dieser Gruppe bei den verschiedenen Erkrankungen derart schwankend, daß hierüber bei jeder Krankheit besonders gesprochen werden muß, jedoch ist auch hier die Strahlung von 7,0—7,5 Wehnelt stets die Norm, mit welcher begonnen wird.

Die Epilation des behaarten Kopfes **bei Favus und Mikrosporie**. Bei diesen Erkrankungen ist die Epilation des ganzen behaarten Kopfes erforderlich! Zur Epilation genügt einmalige Verabreichung von $^4/_5$ bis $^1/_1$ Dosen. Entweder bestrahlt man mit dem Lokalisateur, es ist dies ein Bleiglas- oder sonst für Strahlen undurchlässiger Zylinder; der Kopf wird rasiert und mit Tusche Kreise aufgezeichnet, welche einen etwas kleineren Durchmesser haben als der Lokalisateur, es wird dadurch erreicht, daß die mit dem Lokalisateur bestrahlten Flächen sich in der Peripherie etwas überdecken; dadurch fallen die zwischen den sich berührenden Kreisen ausgesparten Ecken fort. Oder man bestrahlt den Kopf in sieben Positionen nach Kienböck; dies ist das bei uns stets geübte Verfahren. Ich lasse hier Kienböcks Worte und Abbildungen folgen (Fig. 64):

„Das rationelle Vorgehen besteht in 5—7 stelliger Bestrahlung des Kopfes (z. B. in der Mittellinie: Vorderscheitel, Wirbel, Hinterhauptshöcker, dann rechte und linke Temporalgegend) ohne Umgrenzung der Regionen mit Blei, wodurch man eine ziemlich gleichmäßige Epilation des ganzen Schädels erzielt.“

Auf diese Weise kann man bei einem Härtegrad von 7 Wehnelt an einem Tage eine totale Epilation ohne jede Reaktion der Kopfhaut einleiten. Der Haarausfall beginnt in der Regel drei Wochen nach der Bestrahlung. Kinder zeigen mitunter nach einer solchen Bestrahlung ein vorübergehendes, anämisches Aussehen. Man kann natürlich unbeschadet des Erfolges die sieben Positionen auch auf drei oder vier aufeinander folgende Tage verteilen.

Bei der Mikrosporie scheint die einmalige totale Epilation regelmäßig zur Heilung zu führen, ohne daß man sonstige medikamentöse Behandlung zu Hilfe zu nehmen braucht.

Nachdem ich mich gewöhnt habe, beim Favus die scheinbar geheilten Fälle nach Monaten noch öfter auch mikroskopisch und durch

Anlegen von Kulturen zu untersuchen, kann ich den optimistischen Standpunkt, daß die Epilation allein zur Heilung stets genügt, nicht mehr teilen, auch kann ich der Technik die Schuld in meinen Fällen nicht beimessen, denn die Epilation war eine vollständige. Mehrere Fälle (vier) heilten z. B. erst nach der zweiten Epilation, zwei Fälle erst nach der dritten Epilation. Noch in der Beobachtung resp. Be-

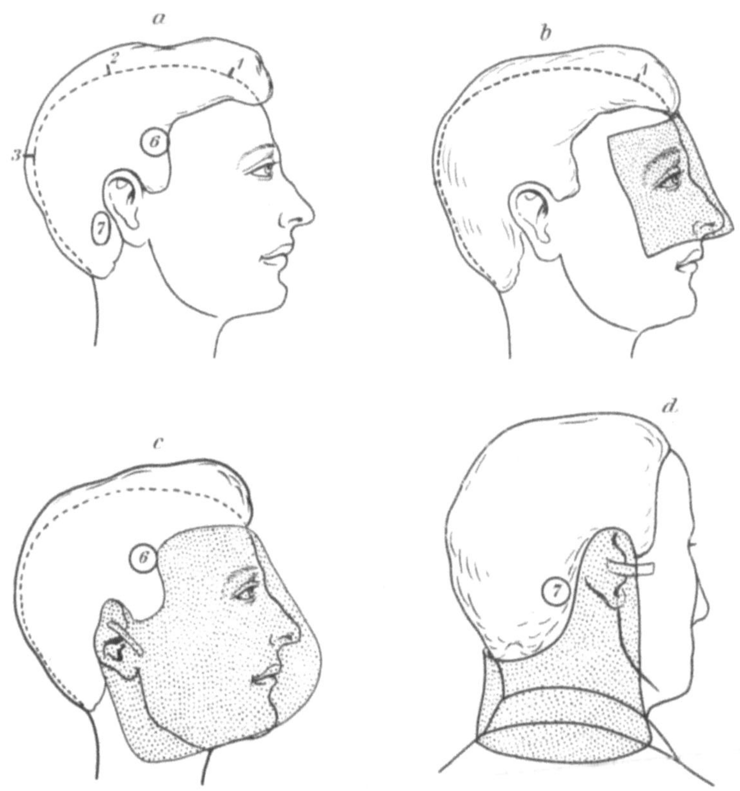

Fig. 64.
Die Fußpunkte für die einzelnen Bestrahlungen sind durch Zahlen bezeichnet.

handlung sind zureit sechs Fälle. Vielleicht ist meine Statistik deshalb schlechter, weil es sich ausschließlich um Kinder handelt, und es ja bekannt ist, daß nach längerem Bestehen, also bei älteren Personen der Favus Neigung hat, spontan zu heilen, auch wenn noch nicht die ganze Kopfhaut narbig verändert ist. In einzelnen Fällen kann es sich natürlich auch um Reinfektion handeln, dies ist für zwei Fälle, in welchen ein favöses Familienmitglied die Behandlung verweigerte, während die Kinder behandelt wurden, sogar wahrscheinlich. Die Hauptursache des ungünstigen Erfolges wird aber die sein, daß ich nach scheinbarer Heilung bei fehlenden Scutulis die Fälle nicht als geheilt führe, sondern solange antiseptisch weiterbehandle, bis der mikroskopische und kulturelle Befund negativ ist. Dies Verhalten des Favus hat uns zu der Regel geführt, sofort beim Beginn der Epilation die Borken mit Lebertran abzuweichen und, sobald der Kopf kahl ist, mit Einpinselungen mit Jodtinktur in 3—4 tägigen Zwischenräumen zu beginnen und damit wochenlang fortzufahren. Kleine Pausen, in denen der Kopf täglich mit milden Seifenwaschungen behandelt wird, sind nützlich. Tägliche Einreibungen der kahlen Kopfhaut mit grauer Salbe werden auch empfohlen, sind aber den Patienten unangenehmer.

Nach 4—6—8 Wochen wächst das Haar wieder, oft in etwas dunklerer Färbung als vorher. Der Favus der Augenbrauen wird wie der des behaarten Kopfes behandelt.

Der Favus der Körperhaut bietet keine Indikation für die Röntgentherapie, er wird besser nach den alten üblichen Methoden behandelt.

Beim Nagelfavus ist große Ausdauer nötig, hier schlage ich die Anwendung des Schema I vor. Abdeckung wie beim Nagelekzem (S. 101). Diese Behandlungsart basiert natürlich auf der Voraussetzung der Terrainverschlechterung für die Pilze durch Röntgenbestrahlung. Schindler hat z. B. in einem Fall von Onychomykosis durch einmalige Bestrahlung bis zur Reaktion I. Grades und nach dem Verschwinden der Reaktion durch noch einmalige Verabreichung etwa einer halben Dose einen vollen Erfolg erzielt, es dürfte also auch diese energischere Behandlung in einzelnen Fällen angezeigt sein.

Die Hypertrichosis aus kosmetischen Gründen mit Röntgenstrahlen zu behandeln ist jetzt wohl allgemein als verfehlt anerkannt. Der Haarausfall wird eben erst ein bleibender, wenn man bis zur Atrophisierung der Haut bestrahlt. Gerade in der Gesichtshaut ist aber die Bildung von Teleangiektasien auf röntgengeschädigter Haut die Regel. Manch anfänglich gutes Resultat hat später die Patientinnen zu bitteren Enttäuschungen geführt. Diese Entstellung kann sich noch Jahre nach der letzten Bestrahlung einstellen. Das Material von dieser nachträglichen Verschlechterung ist so angewachsen, daß jetzt diese Behandlungsmethode einen Kunstfehler bedeutet.

Die Hyperidrosis ist sicher ein Symptom ganz verschiedener Schädigungen, welche wir zurzeit nicht diagnostizieren können. Es ist daher verständlich, daß die verschiedenen Fälle von Hyperidrosis auf die Röntgenbestrahlungen ganz verschieden reagieren. Sicher ist, daß diese Erkrankung nur auf große $^3/_4$—$^4/_5$—$^1/_1$ Volldosen am besten bei 7 Wehnelt reagiert. Ich habe auf diese Weise Erfolge erzielt, die monatelang andauerten, sich dann der Kontrolle entzogen und nicht wiederkamen, so daß man wohl annehmen kann, daß in vielen dieser Fälle die Heilung dauernd war. Bei anderen Fällen versagte dieselbe Methode der Behandlung vollkommen. Ein klinisches Merkmal für die Prognose konnte ich nicht finden, nur sind nach meinem

Material unter den jüngeren Patienten bis zum 20. Jahre mehr gut reagierende Fälle als unter den älteren. Wenn nach der dritten Sitzung keine deutliche Besserung vorhanden ist, breche ich die Röntgenbehandlung ab. Den Vorschlag bis zu wiederholter Reaktion zu bestrahlen, kann ich nicht billigen; die Röntgenschädigungen in der Hohlhand bedingen wohl in allen Fällen eine Berufsstörung. Bei Hyperidrosis der Achselhöhle decke ich bei jüngeren Frauen stets die Brust ab, weil über die Empfindlichkeit dieser Drüse nichts bekannt ist. In hochgradigen Fällen kombiniere ich in jüngster Zeit die Röntgenbehandlung mit der Behandlung durch in Formalin getränkte und getrocknete Stoffe. Es wird Formalin 10,0—50,0, Spirit. coloniens. 50,0, Spirit. vini ad 300,0 zur Imprägnation benützt. Baumwollhandschuhe, Strümpfe und Leinenläppchen werden in die Lösung getaucht, dann läßt man sie trocknen und 2—3 Tage hintereinander anlegen, worauf frische Imprägnation erfolgt. Reizungen sind hierbei seltener als bei Formalinpinselungen.

Die benignen Tumoren verlangen ebenfalls durchweg die Behandlung mit großen $^3/_4$—$^4/_5$ Dosen in 3—4 wöchentlichen Pausen, und zwar durchweg am besten mit langsamer Strahlung von 5—6 Wehnelt (aber auch mit 7 Wehnelt sind gute Erfolge zu erzielen, die Behandlung erfordert dann nur 2—3 Sitzungen mehr). Bei den benignen Tumoren fällt die Befürchtung, durch falsche Dosierung zur Wucherung zu reizen, weg. Natürlich handelt es sich bei dieser Gruppe nur um Fälle, bei denen die Lokalisation aus kosmetischen oder praktischen Gründen die operative Beseitigung nicht angebracht erscheinen läßt; oft kann auch die Ausbreitung der Erkrankung an sich eine Indikation für die Bestrahlung sein.

Die Narbenkeloide sind sicher durch die sonstige Therapie schwer zu beeinflussen. Auf wiederholte große Bestrahlungsdosen reagieren sie regelmäßig, allerdings ist in den meisten Fällen das Resultat nicht zu erreichen, ohne daß es wenigstens einmal bei einer $^1/_1$ Dose zur Reaktion kommt; die Folge davon ist dann gewöhnlich eine leichte Atrophie, die aber bei störenden Keloiden, besonders bei Impfnarbenkeloiden, welche ständig durch die Kleidung gescheuert werden, gern in Kauf genommen wird. Absorption und Sensibilität sind in einzelnen Fällen so gering, daß man zu $^1/_1$ Dosen bei 5 Wehnelt schreiten muß. Während eine Volldose bei 7 Wehnelt in der Regel kein Erythem erzeugt, ist dies bei 5 Wehnelt durchweg der Fall, die Haut reagiert eben auf weiche und harte Strahlen etwas anders, als die Sabouraud-Noiré-Tablette auf diese Strahlen reagiert. In den hartnäckigsten Fällen habe ich erst nach 10—12 Sitzungen die völlige Abflachung erreicht.

Die Keloidacne des Nackens ist eine entzündliche Erkrankung, welche dieselbe Behandlung verlangt wie das Narbenkeloid, aber prompter reagiert. In der Regel ist schon nach der dritten Sitzung eine wesentliche Besserung zu verzeichnen. Auch hier sind weiche Strahlen von

5—7 Wehnelt schneller zum Ziele führend, und es ist ratsam, erst mit $^3/_4$ Dosen zu beginnen; nur wenn keine Besserung erfolgt, gehe man zu den höchst zulässigen $^4/_5$ und $^1/_1$ Dosen über. Bei der Hartnäckigkeit der Erkrankung ist hier die Radiotherapie eine wichtige Bereicherung der Therapie.

Fibrome, Hautmyome und Lipome sind gelegentlich mit Erfolg behandelt. Die eigentliche Tumormasse ist in diesen Fällen ohne Radiosensibilität, die Tumoren werden dadurch geschädigt, daß durch Obliterierung der sie versorgenden Gefäße ihre Ernährung leidet. Eine Schädigung subkutan gelegener Gefäße ist aber nur möglich, wenn bis zur Reaktion der überdeckenden Haut bestrahlt wird. Es war vom histologischen Standpunkt aus interessant, diesen Verlauf zu konstatieren, für die Praxis dürfte diese Methode nicht in Frage kommen.

Angiome können eine solche Entstellung bedingen, daß sie selbst mit einer Atrophie durch die Bestrahlung beseitigt werden dürfen, zumal es meist gelingt, die Atrophie in recht unbedeutenden Grenzen zu halten. Je nach der Größe (Dicke) des Angioms beginne man mit $^3/_4$ Dosen von 6—7 Wehnelt (7 Wehnelt bei den tiefer greifenden Angiomen); erst wenn hierauf kein Schrumpfen erfolgt, wähle man die Dose noch größer und die Strahlung langsamer (bis zu $^1/_1$ Dose bei 5 Wehnelt). Die Schrumpfung tritt gewöhnlich erst nach der 5.—6. Sitzung ein, oft aber auch erheblich später.

Bei den Naevi flammei haben mich meine und anderer Resultate mit gewöhnlichen Röhren nicht befriedigt, ich habe daher die Behandlung modifiziert und bin zur Anwendung von überweichen Röhren übergegangen. (Hierzu bin ich durch gewisse Ähnlichkeiten in der Wirkung überweicher Röntgenstrahlen und der β-Strahlen des Radiums geführt worden.) Vorläufig sind die Resultate äußerst befriedigend, ob die Methode aber jetzt schon zu empfehlen ist, ist eine andere Frage; denn über die Wirkungsweise dieser Strahlen von 1—1,5 Wehnelt wußte man bisher noch gar nichts; und die vorläufig guten Resultate können durch Spätschädigungen aufgehoben werden (cf. Hypertrichosis). Der älteste meiner Fälle wird erst ein Jahr beobachtet; nach gewöhnlichen Strahlen kennen wir Schädigungen, die bis zum vierten Jahr nach der Bestrahlung auftreten, ob die überweichen Strahlen sich anders verhalten, bleibt abzuwarten. Jedenfalls sind die Technik und die vorläufigen Resultate dieser Bestrahlungen mitteilenswert.

Gewöhnliche Röhren lassen Strahlen von 1,5 Wehnelt in meßbarer Menge nicht durch; man muß deshalb hier die Burger-Zentraltherapieröhre oder die Therapieröhre von Grisson, welche der Antikathode gegenüber eine besonders dünn ausgeblasene Wölbung haben, benutzen. Nicht bei allen Röhren dieses Types ist die Glaswand an dieser Stelle für 1,5 Wehnelt durchlässig, Prüfung mit dem Wehnelt vor Ankauf ist unbedingt erforderlich. Bei diesem Härtegrad war an meinem Instrumentarium die Funkenstrecke nie länger als 1,5 cm.

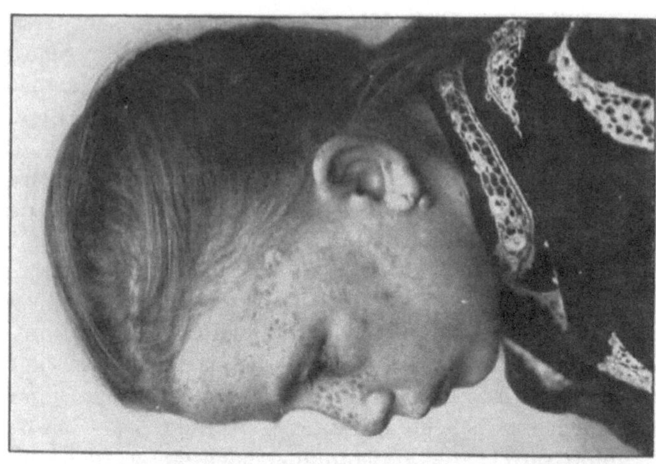

Fig. 65 c.
Abheilung bis auf verschwindende Reste.

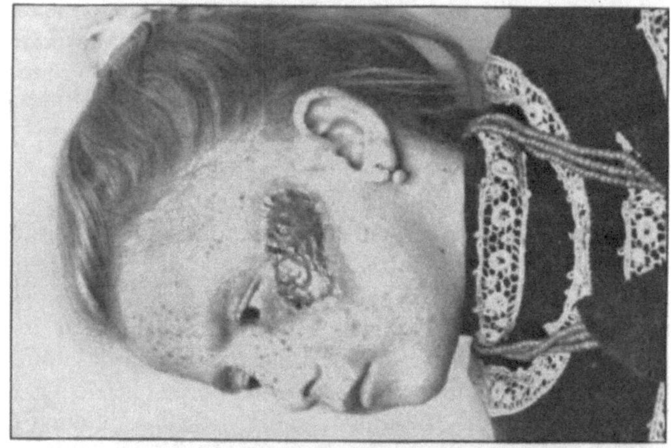

Fig. 65 b.
Reaktion III. Grades nach einer $^4/_5$ Volldose bei 1,0 Wehnelt.

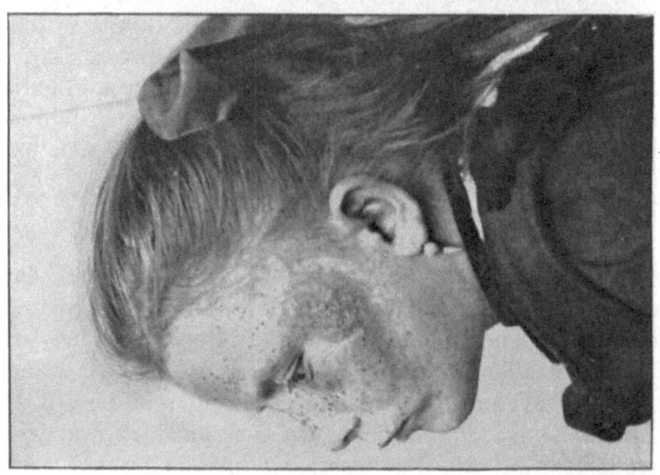

Fig. 65 a.
Naevus teleangiectodes.

Nicht jedes Instrumentarium ist genügend frei von Schließungslicht, um diese Röhre im Betrieb zu halten; Drosselvorrichtungen können nicht angewandt werden, weil dadurch die Strahlung härter wird. Ein großes Induktorium ist bei Unterbrecherbetrieben erforderlich; mir haben ein 50 cm Induktor am Rotaxinstrumentarium (Sanitas) und der Grissonator hier gute Dienste geleistet.

Diese weichen Strahlen müssen mit besonderer Vorsicht appliziert werden (s. atypische Reaktionen S. 53), denn erstens erfolgt die Reaktion bei nach Sabouraud - Noiré abgemessenen Dosen schon bei $^3/_4$ Volldose, und zweitens erscheint die Reaktion sofort als eine Reaktion I. bis III. Grades; aber nach den bisherigen Erfahrungen sind diese Reaktionen schmerzlos und heilen ohne Atrophie ab; auch $^5/_4$ Jahre nach der Reaktion ist bis jetzt keine Atrophie eingetreten.

Das Bild (Fig. 65 a) zeigt einen Naevus flammeus, welcher durch $^1/_3$ und $^1/_2$ Dosen dieser weichen Strahlung (es war im Anfang der Versuchsreihe) keine nennenswerte Besserung zeigte; wir schritten dann zu einer $^4/_5$ Dose, welche die Verbrennung III. Grades (Fig. 65 b) zur Folge hatte. Diese Reaktion war nach 11 Wochen abgeheilt, die Haut glatt, der Naevus nur noch als leichte zarte Rosafärbung zu erkennen, nur an zwei Stellen waren etwas erweiterte Blutgefäße in Linsengröße noch sichtbar, welche jetzt mit Radium behandelt werden (Fig. 65 c). Der helle Strich auf der ersten Abbildung, welcher die hintere dunklere Partie des Naevus von einer hellen vorderen trennt, war in Wirklichkeit nicht vorhanden. Der atrophische Fleck an der Schläfe rührt von einem früheren Ätzversuch her.

Überraschender als dieser ziemlich oberflächliche Naevus war der folgende Fall (Fig. 66 a); hier durchsetzten die erweiterten Gefäße die ganze Dicke der Wange, so daß Wange, Unterlippe und Kinn bedeutend verdickt erschienen. Auf der Mundschleimhaut ist der Naevus sichtbar, auch die halbe Zunge ist angiomatös verdickt. Die Farbe ist blauschwarz. Die günstige Abheilung früherer, durch weiche Strahlen hervorgerufener Ulcerationen veranlaßte uns hier mit großen Dosen ($^4/_5$) bei 1,0 Wehnelt vorzugehen, der Bestrahlungsbezirk hatte etwa 6 cm Durchmesser. In diesem Fall treten die Reaktionen — aus nicht ersichtlichem Grunde — viel milder auf. Es kam nur zur Reaktion II. Grades mit leichter Exsudation und Krustenbildung. Die Reaktion verlief schmerzlos, das Resultat (Fig. 66 b) ist in der Zeit vom 18. IV. 09 bis zum 8. XI. 09 erreicht mit 12 Bestrahlungen; bei der Ausdehnung des Naevus wurde auf diese Weise jede Stelle des Naevus nur zweimal bestrahlt. Jetzt zeigt der Naevus eine glatte, nicht atrophische Haut von mattrosa Färbung. Die Verdickung der angiomatösen Teile ist nicht zurückgegangen, an der Wangenschleimhaut keine Veränderung der Gefäße zu konstatieren. Wir müssen aus diesem Verlaufe schließen, daß die Gefäße nur in einer geringen Tiefe unterhalb der Haut zerstört worden sind. Das kosmetische Resultat ist sehr befriedigend;

die Behandlung wird mit großen Pausen (bis zu drei Monaten) fortgesetzt. Die Augen waren bei diesen Bestrahlungen mit Hg-Pflastermull verklebt und ebenso wie die gesunde Umgebung außerdem mit
Bleiblech abgedeckt (Gefahr der Konjunktivitis und Iritis).

Pigmentierte Naevi behandle ich nicht mit Röntgenstrahlen, sondern
mit fester Kohlensäure, weil diese Methode kürzer, einfacher und billiger
ist und meist kosmetisch recht gute Resultate liefert; nebenbei bemerkt
scheint es für den Erfolg von Wichtigkeit zu sein, daß der Kohlensäure-
schnee sehr fest gestampft wird.

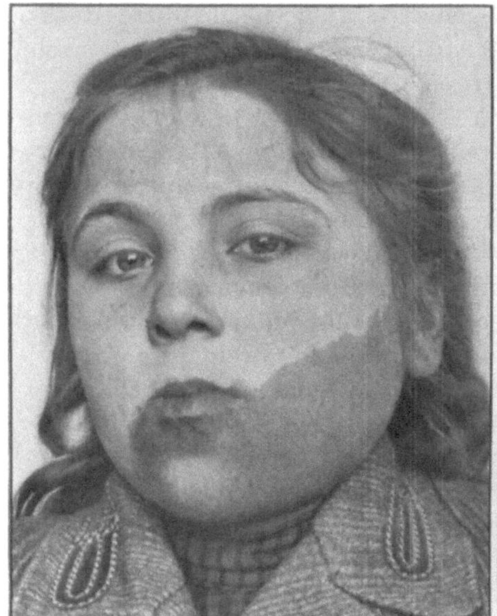

Fig. 66 a.
Durch die ganze Wange hindurch-
reichender Naevus flammeus.

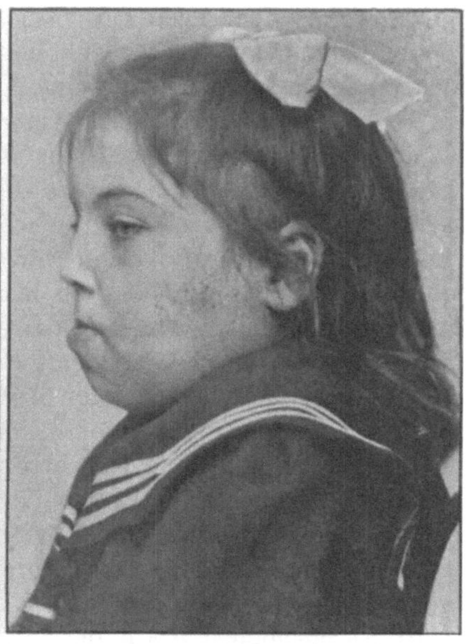

Fig. 66 b.
Derselbe bis zur Mattrosa-Färbung
durch Röntgenstrahlen von 1 Wh.
aufgehellt.

Beim Rhinophym konnte ich durch Anwendung des Schema III
bei 7,0—5,0 Wehnelt nach der 5.—6. Sitzung eine ganz geringe Volumen-
abnahme konstatieren, doch stand das Resultat in keinem Verhältnis
zu der erforderlichen Zeit und Mühe; die Abtragung wird hier wohl
die bevorzugte Methode bleiben.

Die Warzen sind natürlich nur dann mit Röntgenstrahlen zu behandeln, wenn eine einfache Methode kontraindiziert ist; dies ist nicht
selten der Fall. Die Lokalisation kann eine Narbenbildung unerwünscht
machen, so z. B. auf dem Fußrücken (Fig. 67), oder die Warzen können
so große Flächen einnehmen, daß deshalb von Elektrolyse und Ätzungen
abgesehen werden muß (Fig. 68). Diese beiden Fälle betreffen Kuh-

mägde; ob die eigentümliche, zierliche Plateauform auf eine Infektion durch Viehwarzen schließen läßt, ist noch unentschieden; Warzen, die ich mir vom Kuheuter überimpfte, nahmen auch diese eigentümliche Form an. Einen weiteren Fall von multiplen Warzen des Gesichtes erwähne ich, um zu konstatieren, daß auch solche Fälle, bei denen die Warzen nicht mehr den reinen juvenilen Typus zeigen der Arsenbehandlung noch gut zugänglich sind. Dieser Fall ist unter Arsen abgeheilt.

Die Warzen werden mit $^3/_4$ Dosen bei 7,0 Wehnelt nach Schema III in weitaus den meisten Fällen in 3—4 Sitzungen beseitigt, eine Narbe

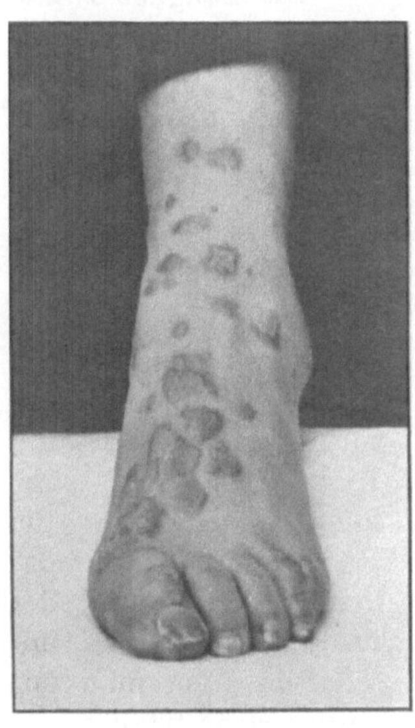

Fig. 67.
Warzen in großer Zahl und
Ausdehnung am Fußrücken.

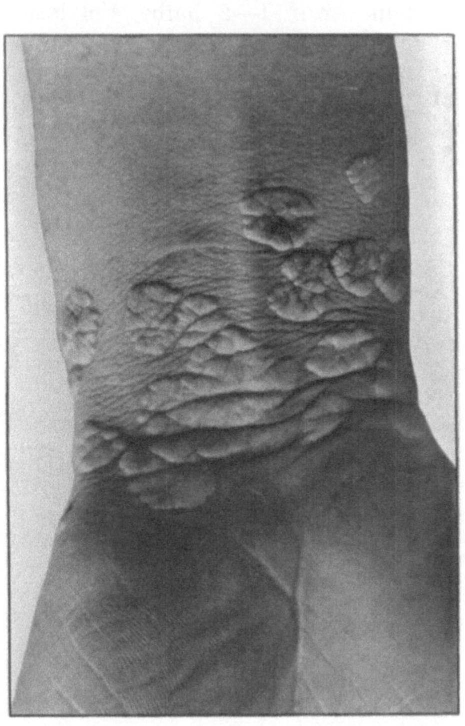

Fig. 68.
Sehr breite Warzen am Handgelenk.

ist nicht wahrnehmbar. Eine Warze einer Kinderhand habe ich versuchsweise mit $^1/_1$ Dose einer Strahlung von 1,5 Wehnelt behandelt. Die Reaktion III. Grades trat ein, nach der Abheilung der Ulceration zeigte sich die Warze kaum beeinflußt (Fig. 34a u. b, Seite 53).

Condylomata accuminata reagieren noch schwerer als die Warzen der Haut, werden daher von uns nicht mit Röntgenstrahlen behandelt, da es nicht feststeht, wie die angrenzenden Schleimhäute auf die Dauer diese großen Dosen vertragen.

Pernionen nach dem Schema III zu behandeln, halte ich nicht für angezeigt; denn bei diesen sich auch spontan oft ändernden Ge-

bilden darf nach Einzelerfahrungen die Verkleinerung wohl nicht mit
Sicherheit auf die Röntgentherapie zurückgeführt werden. Mit Sicherheit ist nur der juckende und brennende Schmerz zu beseitigen, und
hierzu genügt die Behandlung nach Schema I.

Gichthophie, die ja eigentlich nicht direkt zur Dermatologie gehören, von deren Verhalten man aber Rückschlüsse auf die Behandlung der gichtischen Ekzeme zeigen kann, sind sehr dankbar zu behandeln. Auf 1—2 halbe Volldosen bei 5 Wehnelt schwanden in
mehreren Fällen die Tophie vollkommen und die Schmerzen blieben
Monate hindurch aus.

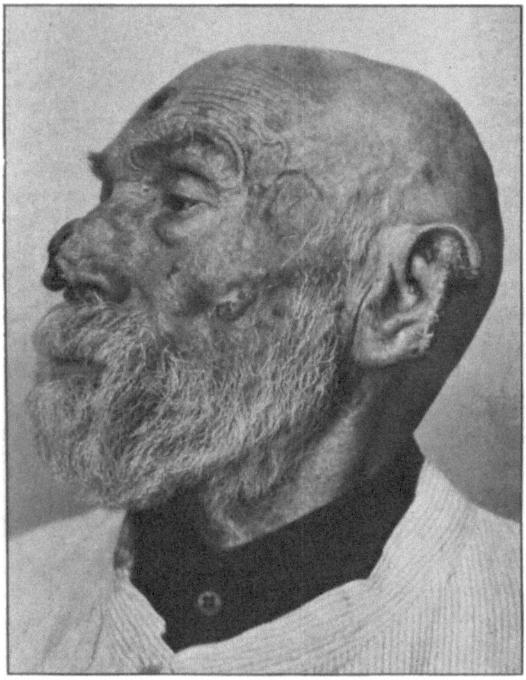

Die malignen Tumoren nehmen eine ganz besondere Stellung im
Behandlungsschema III ein, weil bei diesen Tumoren jede Bestrahlung,
welche nicht nützt, erheblich schaden kann. Es muß hier ein be-
stimmtes Verhältnis von Radiosensibilität, Absorptionsvermögen und
Dicke des Tumors vorhanden sein, um die Radiotherapie zu ermöglichen. Den Grad der beiden ersten Eigenschaften kann man nur
empirisch feststellen, dabei muß daher so vorgegangen werden, daß
eine Reizung durch zu geringe Strahlenabsorption nach Möglichkeit

Fig. 69.
Epitheliome, die klinisch als maligne, schnell fortschreitende, gegen Röntgenstrahlen refraktäre zu
diagnostizieren waren.

vermieden wird. Vorerst rede ich nur von kutanen Tumoren.

Man beginnt stets mit einer $^3/_4$ oder $^4/_5$ Dose bei 7,0 Wehnelt; das
weitere Verhalten soll bei den einzelnen Krankheitsformen gesondert
besprochen werden.

Das primäre Karzinom, das in die Haut durchgewachsen oder in
der Haut entstanden ist, wird in der Regel mit so geringem Erfolg behandelt, daß von vornherein nur die inoperablen Fälle bestrahlt werden
sollten und hier mit der Überzeugung, daß diese Behandlung nur eine
symptomatische sein wird. Hierher gehören z. B. die ulcerierten Mamma-

karzinome, bei welchen man nach dem Schema III bei 7 Wehnelt mitunter die Jauchung und auch die Schmerzhaftigkeit beseitigen, bisweilen sogar eine vorübergehende Überhäutung erzielen kann; ferner einzelne primäre Karzinome der Haut, welche klinisch den Charakter der Malignität tragen. Das Bild (Fig. 69) führt einen solchen Typus vor, bei welchem die Karzinome von Tag zu Tag mehr um sich griffen. Alle Modifikationen der Bestrahlung waren vergebens, nach wenigen Wochen kam der Patient ad exitum, ohne daß es auch nur an einer Stelle gelungen wäre, dem Wuchern des Karzinoms Einhalt zu tun.

Ich weiß, daß einzelne Fälle sich günstiger verhalten, nach meiner Erfahrung sind dies aber die Ausnahmen; so sah ich z. B. einen inoperablen Brustkrebs, bei welchem die Haut auf den Rippen unverschieblich war; auf dieser harten Unterlage saß ein faustgroßer, ulcerierter und jauchender Tumor. Dieser Fall kam unter kombinierter Behandlung von Hochfrequenz und Röntgenbestrahlungen nach Schema III mit 7,0 Wehnelt zur Überhäutung, und von dem ganzen Tumor war nur eine nußgroße Geschwulst zurückgeblieben, dabei war die Haut verschieblich geworden; dieses Resultat war nach etwa einjähriger Behandlung erzielt, seither habe ich die Patientin nicht mehr gesehen (etwa 4 Monate lang).

Weit günstiger sind die Aussichten bei den in einer Operationsnarbe und ihrer Umgebung sich entwickelnden Rezidivknoten, wenn sie Haselnußgröße nicht wesentlich überschreiten, ebenso sind die in der Narbe sich flächenhaft, aber ganz oberflächlich ausbreitenden ulcerierten Karzinomrezidive leichter zu beeinflussen. In diesen Fällen ist sehr oft Besserung, mitunter sicher auch Heilung zu erzielen. Die Knötchen werden nach Schema III bei 7,0 Wehnelt behandelt, desgleichen die Ulcerationen und, wenn sie ganz oberflächlich sind, kann man bei ihnen durch dieselben Dosen bei 5 Wehnelt mitunter den Erfolg noch beschleunigen. Es ist als ein gutes Zeichen für die Wahl der Strahlenqualität und der Dosis zu betrachten, wenn sich eine ulcerierte Fläche nach der ersten Bestrahlung mit einem derben weißlich-gelben Schorf bedeckt, welcher sich ohne Blutung leicht abheben läßt. Vergl. Fig. 70a u. b.

Die Karzinome der Zunge nehmen eine Sonderstellung ein, die sehr zu beachten ist. Wohl 95 % dieser Fälle — nach meinen Erfahrungen 100 % — sind für die Radiotherapie ein noli me tangere. Eine heftige Wucherung mit rapid wachsenden Drüsenmetastasen ist die gewöhnliche Reaktion auf eine sachgemäße Bestrahlung von einer $^4/_5$ Dose bei 7,0 Wehnelt; mit weicheren Strahlen trat dieses Resultat ebenso prompt ein. Dieses Verhalten ist begreiflich, wenn man weiß, daß solche Karzinome in der Regel in ihrem spezifischen Gewicht hinter dem der Muskulatur rangieren, daß diese Formen auf leichteste Reize zur Wucherung neigen, und daß bei stecknadelkopfgroßen, beginnenden Karzinomen schon — wie ich es im histologischen Präparat sah —

feinste Karzinomstränge die ganze Dicke der Zunge durchwuchert
haben. Hier ist die Reizung an Stelle der beabsichtigten Abtötung
wohl verständlich.

Dieselbe Rücksicht dürften meines Erachtens die Rektalkarzinome
beanspruchen (meine Erfahrung ist hierin nicht ausreichend); dagegen
habe ich bei Vulvakarzinom, das auf die Vaginalschleimhaut über-
griff, ein analoges Verhalten beobachtet.

Prophylaktische Bestrahlung von frischen Operationsnarben halte
ich dagegen für empfehlenswert, in meinen wenigen Fällen dieser Art
ist es nicht zu einem Rezidiv gekommen; es liegt mir fern, aus diesen
Fällen ein post hoc, ergo propter hoc ableiten zu wollen; dagegen wird

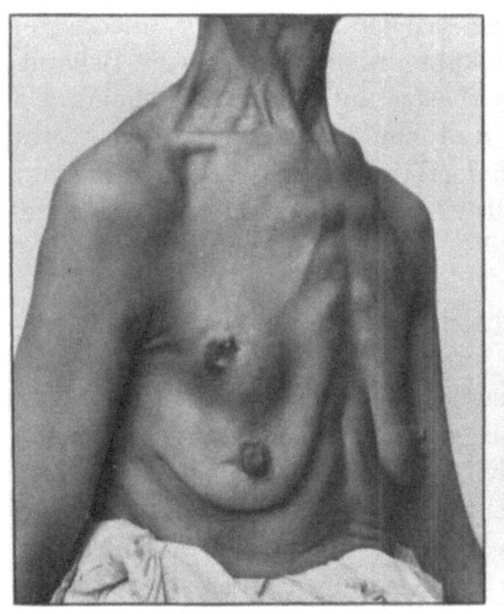

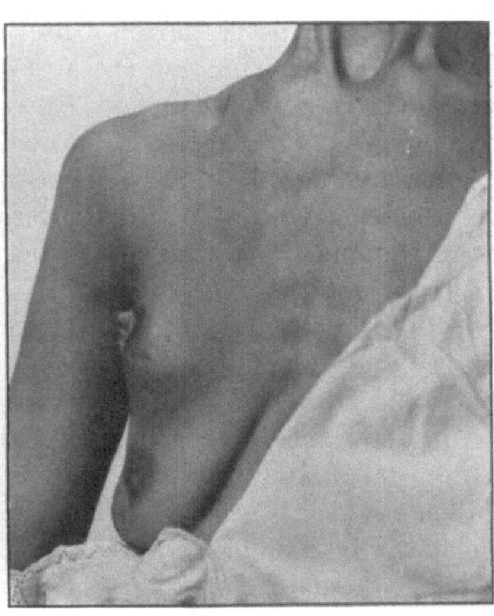

Fig. 70 a.
Karzinom mit oberflächlicher
Ulceration.

Fig. 70 b.
Die Ulceration hat sich nach der ersten
Bestrahlung mit einer hohen gelben
Kruste bedeckt.

die Unschädlichkeit dieser Maßnahme hierdurch illustriert, und die
Möglichkeit einer günstigen Beeinflussung ist immerhin gegeben.

Sarkome sind genau ebenso zu behandeln wie die Karzinome. Große
Sarkome zu behandeln, hat kaum einen Zweck, besonders dann nicht,
wenn sie bis aufs Periost reichen oder vom Knochen ausgehen. Kleinere
bis nußgroße, intra- oder subkutane Knoten sind dagegen oft gut beeinflußbar, ebenso primäre oder metastatische Lymphdrüsensarkome,
wenn sie die Größe eines Hühnereies nicht überschreiten. Das Bild
(Fig. 71 a) zeigt einen solchen Fall von etwa hühnereigroßen Drüsenmetastasen. Der Fall dokumentiert seine Benignität schon durch den
klinischen Verlauf. Im dritten Lebensjahr wurde ein Teil des Joch-

beins wegen Sarkoms entfernt, von dieser Operation her stammt die
Plastik unter dem linken Auge. Im 20. Lebensjahr bemerkte Patient
Drüsenschwellung vor dem linken Ohr und am Kieferrande links und
rechts; auch am Sternokleidomastoideusrande waren kleinere derbe
Drüsen fühlbar; die Drüsen vergrößerten sich langsam, wurden etwa
ein Jahr lang nach Schema III bei 7,0 Wehnelt behandelt, seitdem
ist Patient ein Jahr lang rezidivfrei (Fig. 71 b).

Die Sarkome der Kopfhaut scheinen besonders gutartig zu sein,
hier reagieren auch größere Tumoren sehr gut, ein derartiger Fall Kienböcks geht durch die meisten Lehrbücher. Dem Bilde nach handelt
es sich wohl um einen der Fälle, die Paul Haslund als multiple Endo-

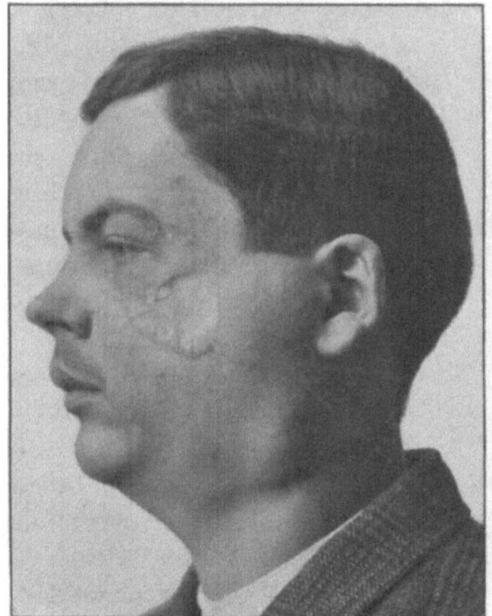

Fig. 71 a.
Sarkomdrüsen.

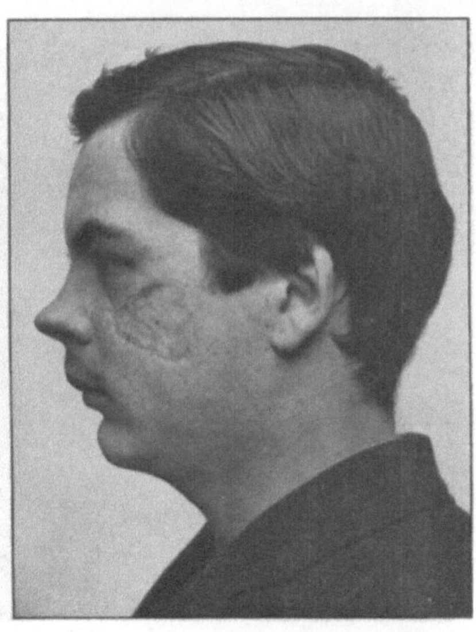

Fig. 71 b.
Dieselben nach Röntgenbehandlung.

theliome der Kopfhaut beschrieben hat (Archiv f. Derm. u. Syph. Bd. 82
Heft 2).

Die primären Sarkome und Drüsenmetastasen können sich ganz
verschieden gegen die Bestrahlung verhalten, es ist dies interessant,
weil ich konstatieren konnte, daß auch das spezifische Gewicht dieser
Tumoren recht verschieden sein kann.

Paget disease ist in der Literatur als günstig beeinflußbar beschrieben.
Auch diese Erkrankung ist nach Schema III bei 6—7 Wehnelt zu behandeln, da es klinisch sich nicht erkennen läßt, wie weit der Prozeß
in den Milchdrüsengängen in die Tiefe reicht. Erfahrung über Röntgenbestrahlung bei Lokalisation an andern Körperstellen als der Mamma
habe ich in der Literatur nicht gefunden, ausgenommen ein Fall von

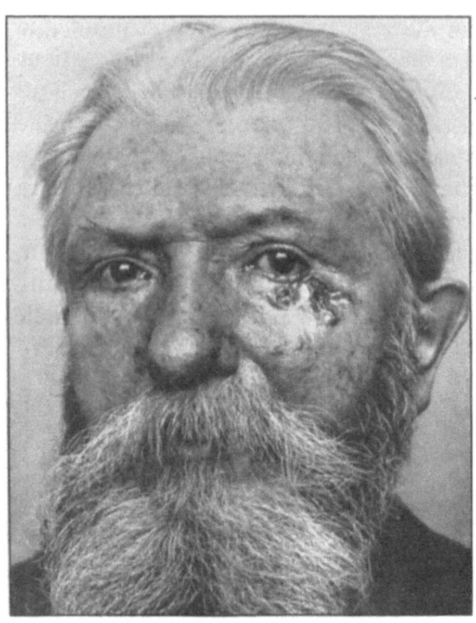

Fig. 72a.
Ulceriertes Epitheliom.

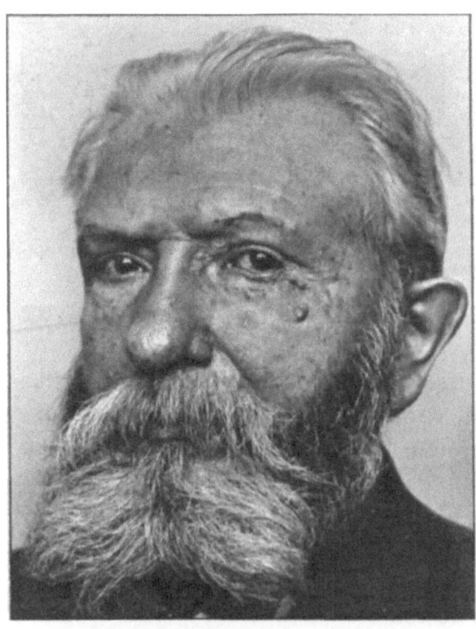

Fig. 72b.
Derselbe nach $^9/_2$ Dosen.

Paget auf dem Rücken (Wetterer, Fall Bélot), welcher ebenso wie die Fälle an der Brust auf Bestrahlung gut reagierte. Ich hatte einen Fall, der anfangs sehr gut reagierte (Behandlung nach Schema III bei 7,0 Wehnelt) und geheilt entlassen wurde; 7 Monate später stellte sich die Patientin wieder vor mit einem Rezidiv, das um die zerstörte Mamilla lokalisiert und stärker infiltriert war als bei der ersten Behandlung; da trotz der ersten Bestrahlungen eine Vergrößerung bis auf Talergröße zu konstatieren war, wurde die chirurgische Behandlung eingeleitet. Axillar- und Paramamillardrüsen waren nicht vorhanden.

Das Epitheliom, ob überhäutet oder ulceriert (Ulcus rodens), ist in der Mehrzahl der Fälle (wohl 90 %) nach dem Schema III bei 7 Wehnelt gut zu beeinflussen, Rezidive kommen vor, sind aber keineswegs die Regel, wenn bis zum Verschwinden der letzten, oft kaum stecknadelkopfgroßen Reste bestrahlt wird. Das Beseitigen dieser letzten Reste erfordert oft mehr Zeit, als die Behandlung des ganzen übrigen Epithelioms beanspruchte. Oft führt die Behandlung dieser letzten Reste mit Radium schneller zum Ziele als mit Röntgenstrahlen. Nur in sehr seltenen Fällen bei sehr langsamer Heilung ist man veranlaßt, die Strahlung etwas langsamer, 6 oder 5 Wehnelt, zu nehmen. Das Bild (Fig. 72a) zeigt ein ausgedehntes Epitheliom der Wange, das auf das untere Augenlid übergegriffen hatte. Nach 9 Halbdosen, vergl. Fig. 72b, (der Fall stammt aus einer Zeit, da wir das Schema III noch nicht streng durchführten) war das Epitheliom überhäutet und der Wall bis auf kleine Reste verschwunden. 9 weitere Sitzungen nach Schema III waren nötig, um die letzten Reste des Walles zu beseitigen; bei einem etwas über stecknadelkopfgroßen Knötchen, das nicht einsinken wollte, erreichten wir das Verschwinden erst, als wir mit der Strahlungsgeschwindigkeit auf 2,0 Wehnelt hinabgingen. Vergl. Fig. 72c. Der Patient bleibt noch in Beobachtung, ist erst seit ¼ Jahr rezidivfrei.

Dieses Epitheliom war hartnäckig, aber verhielt sich sonst normal. Im folgenden möchte ich die Fälle betonen, deren Verhalten atypisch war. Zunächst einen Fall, der sich klinisch in nichts von einem gewöhnlichen Epitheliom unterschied; in früheren Jahren hatte das Epitheliom auf kleinere Dosen reagiert. Im März 1908 Rezidiv, es wurde nach Schema III behandelt, mit einer großen Pause wurden bis April 1909 neun Dosen verabreicht, das Epitheliom vergrößerte sich nach der letzten Bestrahlung deutlich, obwohl wir im Härtegrad bei

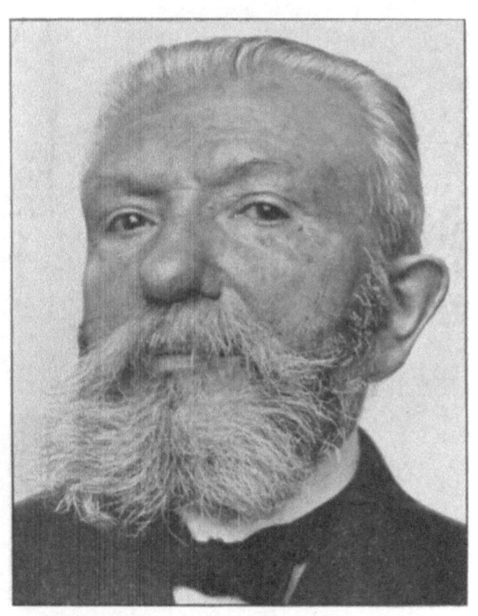

Fig. 72c.
Vollständige vorläufige Heilung, die dunkleren Stellen des Bildes sind Pigmentflecken.

den drei letzten Bestrahlungen bis zu 1,5—2 Wehnelt heruntergegangen waren. Excision. Das Epitheliom reicht tiefer, als man nach dem Aussehen und mit Hilfe der Palpation vermuten konnte. Das spezifische Gewicht war geringer als das der Muskulatur (Fig. 73). Von dieser Art habe ich noch zwei weitere Fälle.

Ein anderer Fall (Fig. 39a u. b S. 72) reagierte auf 6 Dosen bei 7 Wehnelt überhaupt nicht, nach zweimal ⅓ Dosen innerhalb 8 Tagen bei 1,5 Wehnelt war dagegen der Wall eingesunken und das Epitheliom überhäutet. Bald rezidivierte das Epitheliom, die Behandlung wird zur Zeit mit den überweichen Strahlen fortgesetzt. Verhält sich das Rezidiv hiergegen refraktär, so muß zur Excision geschritten werden.

Ein gewuchertes Epitheliom der Stirn, das allerdings klinisch maligne
aussah, sich aber nach Angabe der Patientin seit 2 Jahren nicht wesentlich vergrößert hatte, wurde durch zwei Bestrahlungen bei 7,0 und 5,0
Wehnelt zu rapider Wucherung gereizt, gleichzeitig traten derbe Drüsenmetastasen zu beiden Seiten des Halses auf. Exitus. Die Untersuchung
des Epithelioms ergab ein spezifisches Gewicht niedriger als das der
Muskulatur.

Nach diesen und ähnlichen Erfahrungen glaube ich raten zu dürfen,
daß, wenn ein Epithe-
liom auf eine $^3/_4$—$^4/_5$ Dose
bei 7,0 Wehnelt nicht
reagiert, der Fall für die
Röntgentherapie nicht
geeignet, die Behand-
lung direkt kontraindi-
ziert ist. Nur bei ganz
oberflächlichen Epithe-
liomen (2—3 mm Tiefen-
ausdehnung) ist noch
ein weiterer Versuch mit
ganz weicher Strahlung
gestattet; ist dieser Versuch erfolglos, so ist sofort operativ einzu-
greifen.

Narbenrezidive in
Operationsnarben bieten
kein ungewöhnliches Ver-
halten, nur erfolgt die
Überhäutung in dem
schlechter ernährten Nar-
bengewobe naturgemäß
in der Regel langsamer.

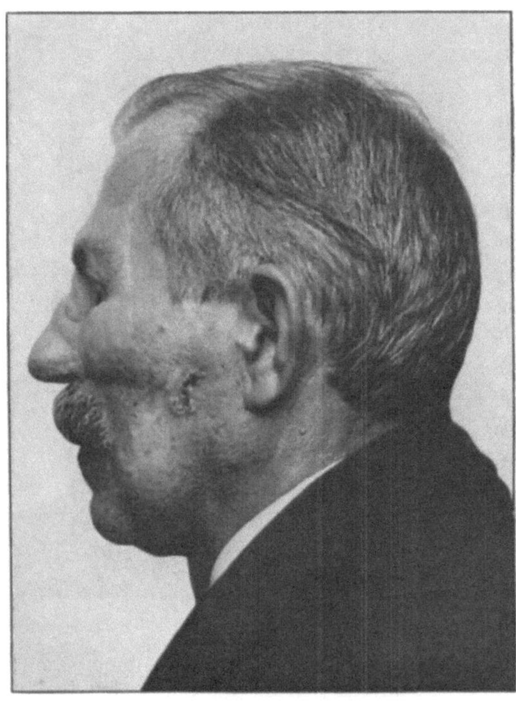

Fig. 73.
Refraktäres Epitheliom, das klinisch von den gut
beeinflußbaren nicht zu unterscheiden war.

Wenn aber durch
eine vorherige Operation
Gesichtsknochen ange-
griffen werden mußten und beim Rezidiv sich eine Verbindung des Epithelioms mit einer der Nebenhöhlen des Gesichts zeigt, mag die Öffnung
auch noch so klein, für eine feine Sonde kaum durchgängig sein, so
ist jede Bestrahlung kontraindiziert. In derartigen Fällen sah ich nach
wenigen, einmal sogar nach einer einzigen Bestrahlung enorme Zerstö-
rungen auftreten, während der Prozeß vorher lange Zeit fast stabil war.

Epitheliome der Zunge habe ich unter Karzinome der Zunge mit
einbegriffen, da hier eine Grenze schwer zu ziehen ist.

Daß es Lupus-erythematodesähnliche, ganz flache Epitheliome

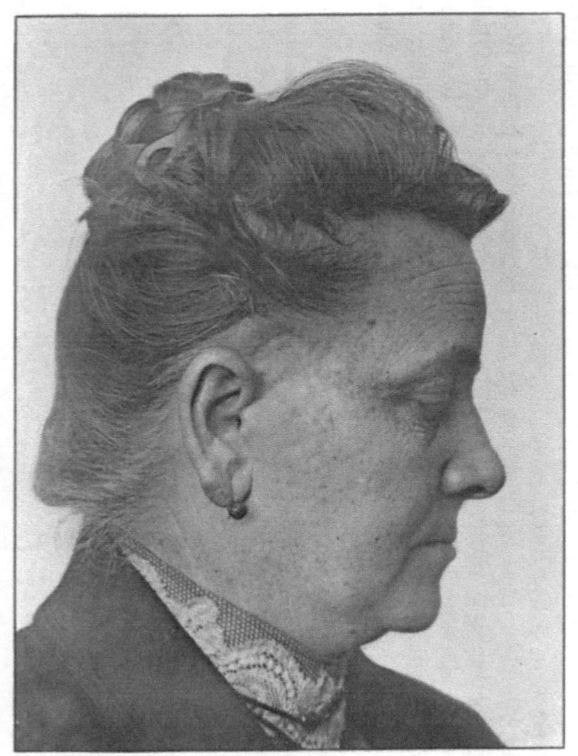

Fig. 74 a.
Am Periost adhärentes Epitheliom der Schläfen.

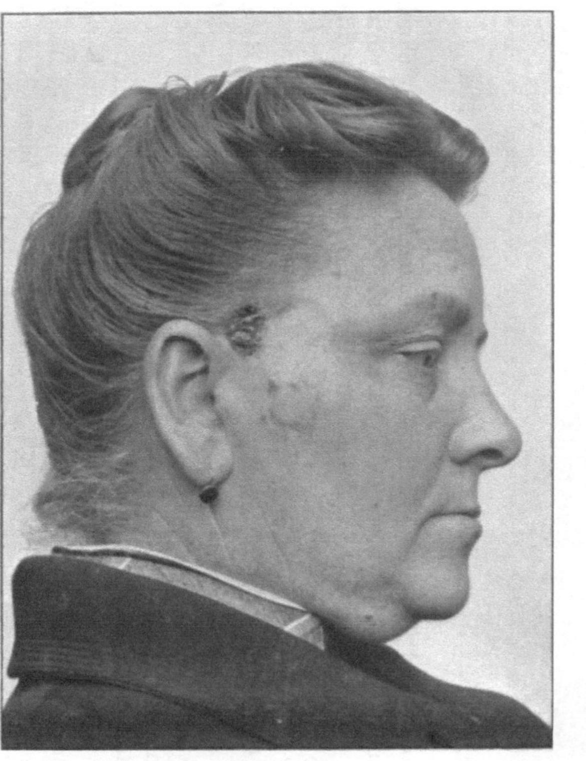

Fig. 74 b.
Dasselbe geheilt durch 7 Dreivierteldosen.

gibt, die meist zugleich mit Keratoma senile vorkommen, und daß diese
Form auf eine einzige Dritteldose mitunter prompt abheilt sei nur erwähnt; es ist praktisch von geringer Bedeutung, da diese Form auch
der chemischen Behandlung leicht zugänglich ist.

Das Abheilen eines Epithelioms in einer Sitzung darf jedoch nicht
als Regel betrachtet werden. — In Fällen, die nicht ganz oberflächlich
und größer als ein 5 Pf.-Stück sind, wie sie Fig. 74 a u. b veranschaulicht, bedürfen in der Regel 5—8 Sitzungen zur Abheilung, in
diesen Fällen ist es stets vorteilhaft, nach der dritten großen Dose
eine 8-wöchentliche Pause einzuschieben.

Die Lokalisation an der Ohrmuschel, in der Nasolabialfurche und
am Nasensteg muß stets zur Vorsicht in der Prognose ermahnen.
Hier sind in der Regel zahlreichere Sitzungen zur Abheilung erforderlich und man ist oft gezwungen, im Härtegrad der Strahlung bis auf

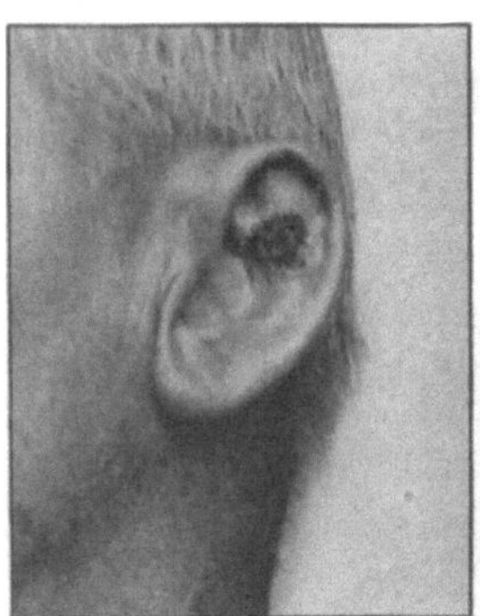 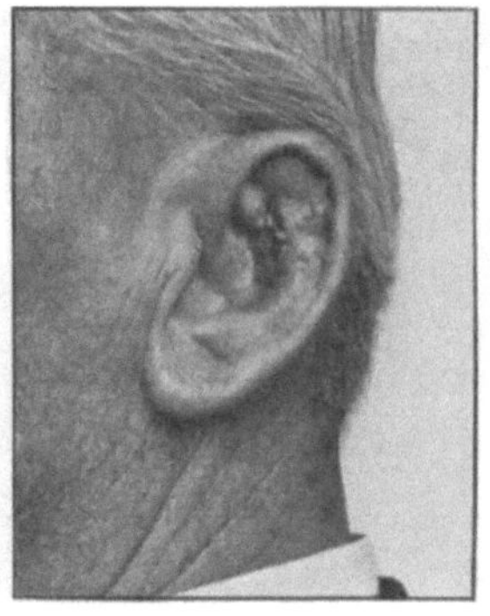 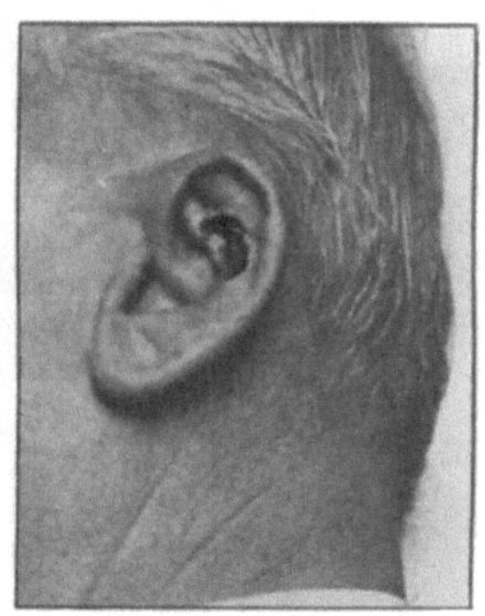

Fig. 75 a.   Fig. 75 b.   Fig. 75 c.

5 Wehnelt und bei ganz flachen Epitheliomen bis auf 2,5 Wehnelt
herabzugehen. — In diesen Fällen sind die Sitzungen von vorne-
herein in größeren 4—6 wöchentlichen Pausen vorzunehmen. — Fig.
75 a, b u. c zeigt einen Fall, bei welchem nach anfangs guter Be-
einflußung eine Cumulierung der Röntgenwirkung trotz 3 wöchentlicher Pausen zustande kam. Fig. 75 c zeigt das in Fig. 75 b sicht-
bare, zarte Epithel wieder zerstört; die Ulceration, welche den
Charakter eines Röntgenulcus trägt, ist bis jetzt, nach 8 Monaten,
noch nicht abgeheilt.

Die leukämischen Tumoren der Haut sind seltenere Erscheinungen,
ich hatte im letzten Jahr merkwürdigerweise drei Fälle, deshalb bringe
ich von 2 derartigen Fällen die Abbildungen. Vergl. Fig. 76 u. 77.
Die Verwechslung mit Sarkoiden ist immerhin nicht ausgeschlossen.
Diese Tumoren waren gegen Röntgenbestrahlungen in allen Modifikationen völlig refraktär, der eine Fall zeigte außerdem noch eine starke,
auf die Tumoren beschränkte Überempfindlichkeit und reagierte auf

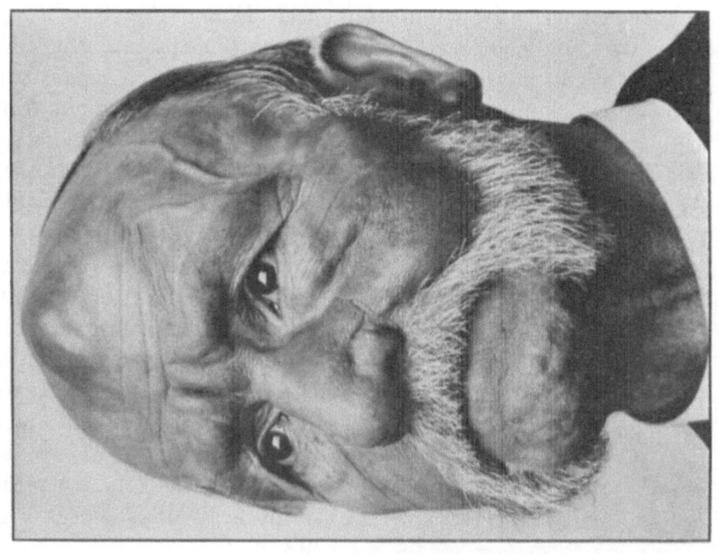

Fig. 77.
Leukämische Hauttumoren an Stirn, Nase, Augenbrauen, Wangen und Kinn.

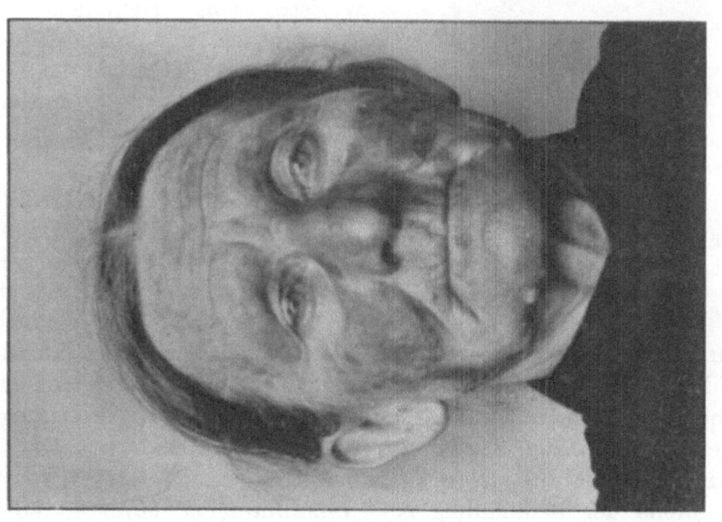

Fig. 76.
Leukämische Hauttumoren an Nase, Wangen und Augenbrauen.

⅓ Dosen bei 7,0 Wehnelt mit einer schmerzhaften Rötung, Schwellung und Schuppung (I. Grad). Ein anderer Fall (vergl. Fig. 78) von diffuser leukämischer Hautinfiltration mit Hyperkeratosenbildung verhielt sich ebenso refraktär gegen alle Qualitäten und Dosen der Strahlung. Patient behauptete, ein Nachlassen des schmerzhaften Spannungsgefühls nach den Bestrahlungen zu fühlen; objektiv war auch nach lange fortgesetzter Bestrahlung keine Änderung zu konstatieren. Patient kam nach anfänglicher öfterer Besserung des Blutbefundes bei einem Rückfall innerhalb weniger Tage ad exitum.

Das refraktäre Verhalten dieser Hautaffektion ist auffallend bei der günstigen Reaktion der leukämischen Lymphdrüsentumoren, welche auf Röntgenbestrahlungen nach dem Schema I u. II ebenso prompt zurückgehen wie die vergrößerte Milz. Vergl. Fig. 79 a u. b.

Die Mycosis fungoides ist für die Röntgentherapie ein äußerst dankbares Feld. Wenn es auch noch verfrüht ist, von Heilungen zu sprechen, so steht doch fest, daß diese Therapie ein Verschwinden der Symptome bringt, wo wir früher machtlos waren.

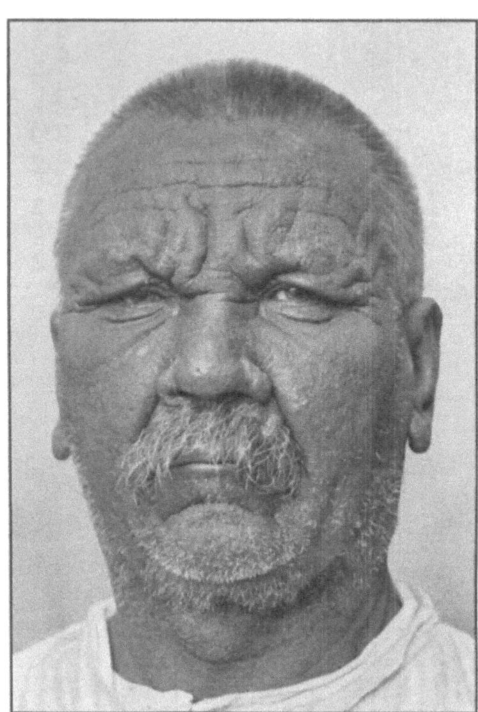

Fig. 78.
Diffuse leukämische Infiltration der Haut mit vereinzelten Hyperkeratosen.

Das ekzematöse Stadium behandle ich nach Schema I bei 7,5—8 Wehnelt. Die Tumoren nach Schema II mit ½ Dosen bei 7,0 Wehnelt. Beide Formen reagieren überraschend gut, oft schon nach einer Sitzung. Die Rezidive treten in mehr minder langen Zwischenräumen auf (bis zu 6 Monaten in meinen Fällen), sie sind eben so gut zu beeinflussen wie der erste Schub, die Tumoren treten bei den Rezidiven in meist recht geringem Maße auf. Das Allgemeinbefinden und Körpergewicht nimmt während der Behandlung zu. Das Bild (Fig. 80) zeigt einen ausgedehnten Fall, in dem ekzematöses Stadium und Tumorbildung nebeneinander hergehen. Bei der Ausbreitung über den ganzen Körper bedurfte es allerdings der Bestrahlung durch ein ganzes Jahr hindurch

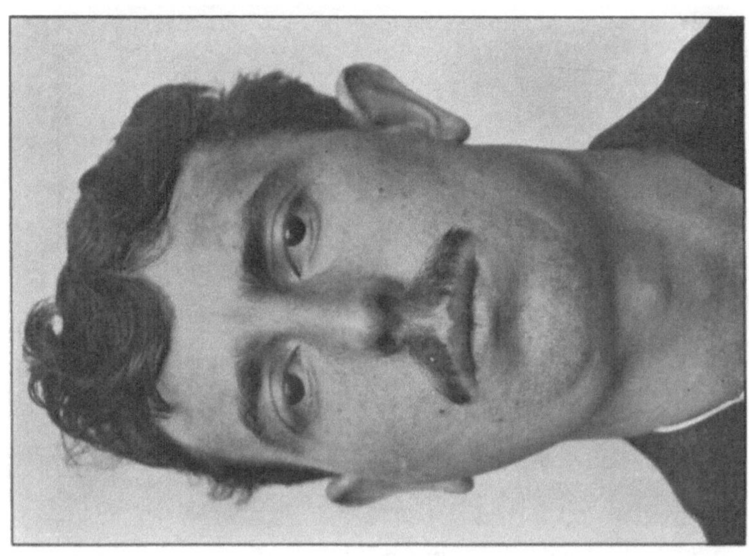

Fig. 79 b.
Verkleinerung derselben durch $^1/_3$ und $^1/_2$ Volldosen
bei 7 Wehnelt.

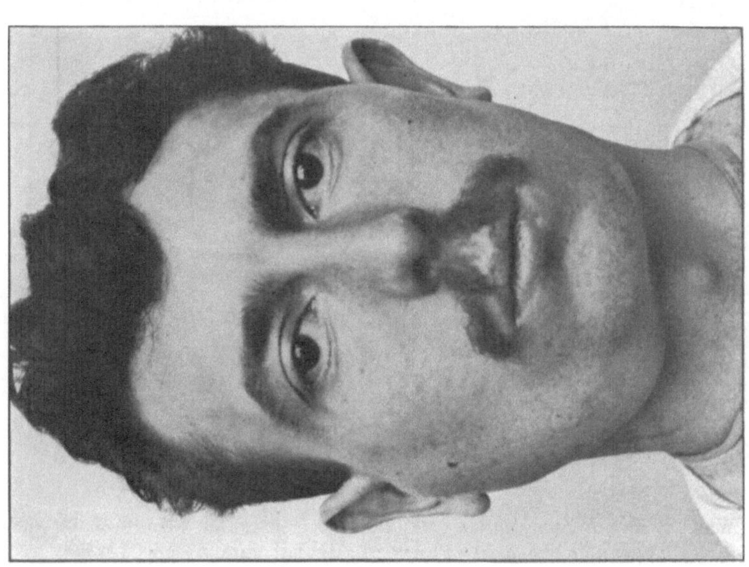

Fig. 79 a.
Lymphdrüsen bei Leukämie.

— es wurde an 62 Tagen bestrahlt, jedesmal mehrere Stellen an einem
Tage —, bis der Zustand des Bildes (Fig. 80 b) erreicht war; auch

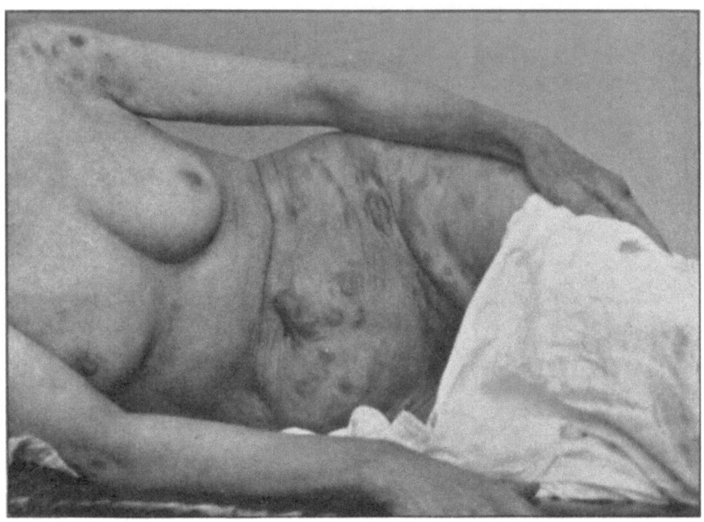

Fig. 80 a.
Mycosis fungoides.

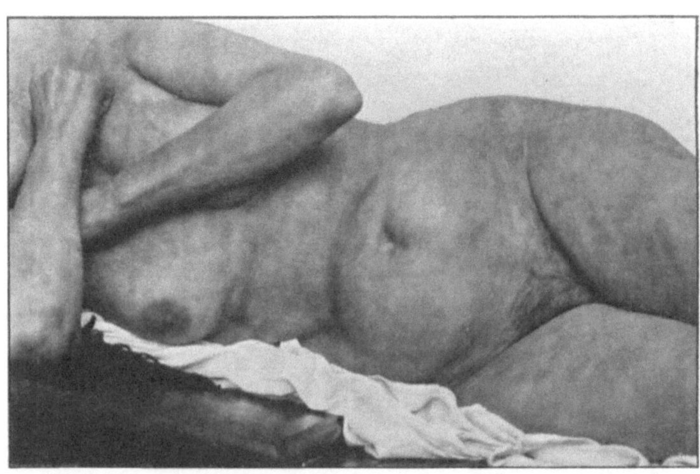

Fig. 80 b.
Dieselbe nach Röntgenbehandlung. Die fleckige Zeichnung der Haut ist durch
Trocknen der phot. Platte in Alkohol entstanden.

seither ist Patientin in ständiger Behandlung, aber es handelt sich
nur um vereinzelte Effloreszenzen, die regelmäßig prompt zurückgehen.

Bei den drei Fällen der beiden letzten Jahre habe ich keinen einzigen refraktären Herd konstatieren können.

Die Prostatahypertrophie. Die glanduläre Form ist recht radiosensibel, es sind daher kleinere Dosen ($^1/_3$ Dosen bei 7 Wh.) geboten, da bei zu schneller Resorption der hypertrophischen Prostata Intoxikationserscheinungen beobachtet worden sind. Zur Bestrahlung der Prostata sind besonders gefensterte Bleiglastuben konstruiert, man kommt aber auch ohne diese mit Bestrahlung des Dammes in Knieellenbogenlage aus. Bei letzterer Methode kann man auch unbesorgt

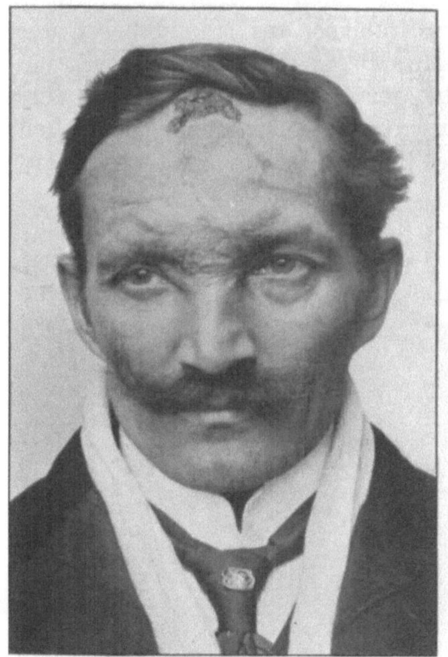

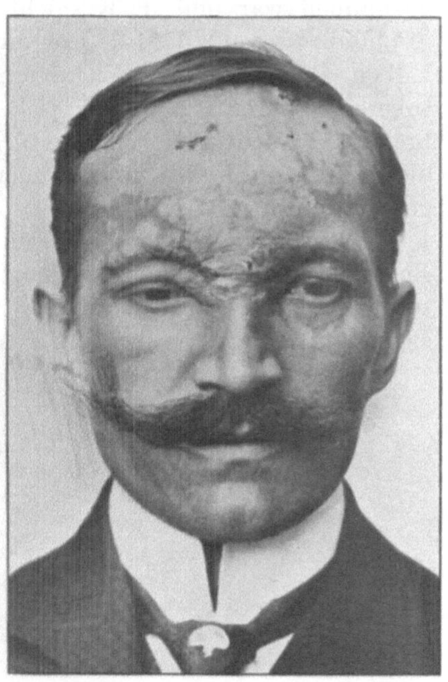

<table>
<tr><td align="center">Fig. 81 a.
Ulceröses Syphilid der Stirn bis nahe
an das Periost reichend.</td><td align="center">Fig. 81 b.
Dasselbe nach Behandlung mit Röntgen-
strahlen.</td></tr>
</table>

zu größeren Dosen ($^1/_2$ Dosen bei 7 Wh.) steigen. Die derben, bindegewebigen Hypertrophieen reagieren dagegen schlecht.

Die Bubonen, besonders die strumösen Fälle, werden entweder durch die Haut hindurch nach Schema III bei 7 Wh. behandelt, oder die Haut über denselben wird gespalten, mit stumpfen Haken auseinandergezogen und peinlich genau abgedeckt; nun ist auf die Haut keine Rücksicht mehr zu nehmen, und man kann auf die freigelegten Drüsen in einer Sitzung 2—3 ganze Dosen verabreichen. (Nach der Erfahrung anderer noch mehr.) Die Wunden granulieren sehr schnell zu. Auch bei schon erweichten Bubonen soll eine Abkürzung des Verlaufs durch Beschleunigung der Einschmelzung erfolgen.

Es gibt **torpide Ulcera** an der Glans penis (Reste von chancre mixte), welche auch nach monatelangen Bestehen nach einem Zyklus nach Schema I (7 Wh.) glatt überhäuten und vernarben.

Ein Ulcus molle am Nagelfalz (Operationsinfektion), das längere Zeit wucherte, wurde durch einen Zyklus nach Schema I (7 Wh.) zur Vernarbung gebracht.

Bei einem Fall von **tertiärer Lues,** der eben eine Kalomelkur durchgemacht hatte und dabei enorm im Gesamtbefinden herunter gekommen war und J. K. nicht vertrug, breitete sich ein ulceröses Syphilid bis auf das Periost des Stirnbeins aus (Fig. 81). Unter halben Dosen bei 7 Wh. vernarbte dieser Defekt, während ein tuberoserpiginöses Syphilid sich auf der mitbestrahlten Stirn ausbreitete. Solche Fälle sind natürlich extreme Ausnahmen, in welchen die Radiotherapie als vorübergehendes therapeutisches Adjuvans herangezogen werden kann.

Etwas anders verhält es sich bei den seltenen, jeder spezifischen Behandlung trotzenden brettharten Infiltrationen der Unterlippe bei tertiärer Syphilis; hier können $1/2$ Dosen bei 7 Wh. eine wesentliche Besserung bringen.

Register.